本草纲目食补养生汤

许庆友 强盼盼 / 主编

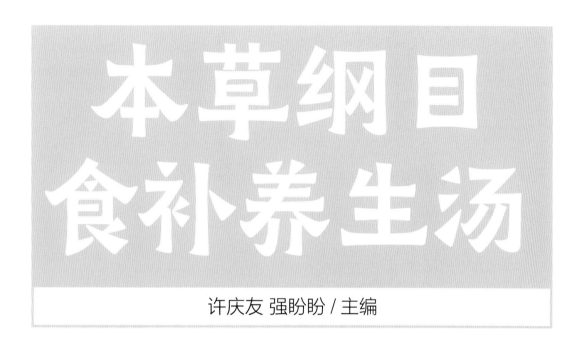

U0260426

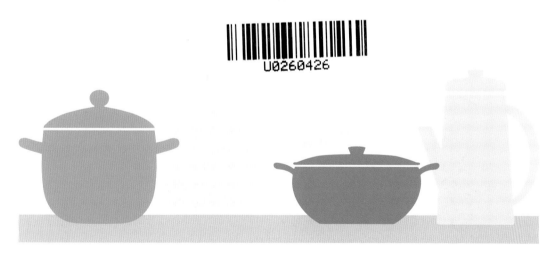

江苏凤凰科学技术出版社 · 南京

图书在版编目（CIP）数据

本草纲目食补养生汤 / 许庆友 , 强盼盼主编 . — 南京 : 江苏凤凰科学技术
出版社 , 2024.8
　ISBN 978-7-5713-4330-9

　Ⅰ . ①本… Ⅱ . ①许… ②强… Ⅲ . ①食物养生 – 汤菜 – 菜谱
　Ⅳ . ① R247.1 ② TS972.122

中国国家版本馆 CIP 数据核字 (2024) 第 071593 号

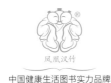

中国健康生活图书实力品牌

本草纲目食补养生汤

主　　　编	许庆友　　强盼盼
全 书 设 计	汉　竹
责 任 编 辑	刘玉锋　赵　呈
特 邀 编 辑	张　瑜　郭　博　韩　祎
责 任 设 计	蒋佳佳
责 任 校 对	仲　敏
责 任 监 制	刘文洋

出 版 发 行	江苏凤凰科学技术出版社
出版社地址	南京市湖南路 1 号 A 楼，邮编 : 210009
出版社网址	http://www.pspress.cn
印　　　刷	江苏凤凰新华印务集团有限公司

开　　　本	720 mm × 1 000 mm　1/16
印　　　张	10.5
字　　　数	200 000
版　　　次	2024 年 8 月第 1 版
印　　　次	2024 年 8 月第 1 次印刷

标 准 书 号	ISBN 978-7-5713-4330-9
定　　　价	36.00 元

图书如有印装质量问题，可向我社印务部调换。

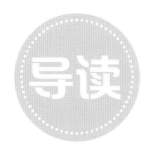

导读

　　每个人都有不同的体质，不同体质者如何选择适合自己的食补汤？

　　不同季节，喝什么样的汤更养生？

　　孩子正处于生长发育关键的时候，喝什么汤才能让他成长得更好？

　　……

　　对于这些大众都很关心的问题，本书精选《本草纲目》中的食材，给出了各种汤水的详细做法。

　　《本草纲目》是举世闻名的药物学巨著，也是中华医库中一部食物养生学和药学大典，深刻影响着后世的食物养疗学、饮食烹饪学。

　　本书结合《本草纲目》中的养生食材，对食材的性味归经、养生功效等知识进行了详细的介绍，并精选了相应食材的养生汤，此外，还针对不同体质人群、不同年龄段的人群和不同季节给出适宜食用的养生汤品。一汤一图，方便读者阅读。

　　宁可食无肉，不可饭无汤。即刻就为家人煲一锅养生汤吧！

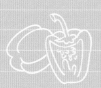

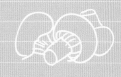

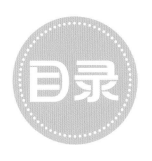

第一章
《本草纲目》中的食养智慧

第二章
寓医于食，不同食材养生汤

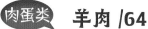

第三章
四季养生汤，顺四时而适寒暑

第四章
辨清体质喝对养生汤

第五章
不同人群喝汤有讲究

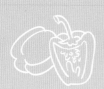

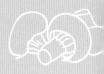

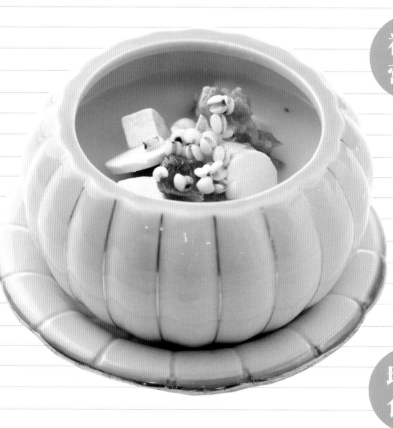

补充
营养

促进
消化

辅助
减肥

增进
食欲

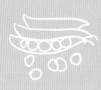
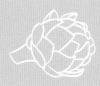

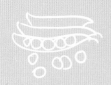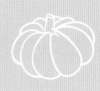

第一章
《本草纲目》中的食养智慧

　　《本草纲目》作为药学著作，整理收录了谷、菜、禽、兽等部，可见，在李时珍眼中，食物同样具有药用价值。养生之道，莫先于食，合理摄食谷物、蔬果、肉食等是健康的基础。健康其实很简单，饮食得当就可以使身体脏腑、气血、筋骨、腠理功能正常，即使不吃保健滋补品，也能健康长寿。

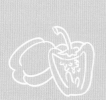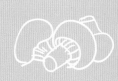

了解食物的四性五味

中药和食物没有明显的界线，药食同源，食物与药物一样，亦有四性五味。四性是指寒、热、温、凉，五味是指辛、甘、酸、苦、咸。了解食物的四性五味对合理膳食具有重要意义。

寒、热、温、凉，四性调阴阳

四性，又指四气，即寒、热、温、凉四种不同的属性。其中寒与凉、热与温是程度上的不同，温次于热，凉次于寒。日常饮食重视并合理运用食物的四性，将有助于维护人体的阴阳平衡，促进良好的生命状态。阴阳的对立制约维持着机体代谢和生命活动的平衡。而一旦人体阴阳之间的对立制约关系失衡，便会出现阴阳的偏盛或偏衰，这时可运用食物四性来纠正，以帮助人体恢复阴阳平衡的状态。

《黄帝内经》中说："热者寒之，寒者热之。"意思就是说热性体质调养以及热性病证调治，适合食用寒凉食物；寒性体质调养以及寒性病证调治，适合食用温热食物。

寒性食物

寒性食物有马齿苋、苦瓜、瓜蒌、夏枯草、牡丹皮、板蓝根、黄芩、海带等。

热性食物

热性食物有胡椒、辣椒、羊肉、干姜等。

温性食物

温性食物有刀豆、生姜、大蒜、红枣、核桃等。

凉性食物

凉性食物有白萝卜、菠菜、苋菜、荞麦、薏米、罗汉果等。

酸、苦、甘、辛、咸，五味养五脏

中医认为，食物有五味——酸、苦、甘、辛、咸，五味对应五脏，即酸入肝、苦入心、甘入脾、辛入肺、咸入肾。

食物归类的依据

中医对食物的五味进行归类的依据主要有三。一是根据食物的自然属性确定，如枣甘、李酸、葱辛等。二是依据五行学说等相关理论推理得出，如牛多为黄色，五行应于土，土应于甘，故牛味甘等。三是在长期的生活实践中，根据食物的功效总结出来的。谷肉果蔬的五味归类是饮食养生的基础，并在此基础上产生了大量饮食养生的理论和方法。

酸味

酸味食物有橘子、橄榄、杏、山楂、石榴等。酸味食物有健脾开胃之功，可帮助消化，提高钙、磷元素的吸收；过量食用可引起胃肠道痉挛及消化功能紊乱。因酸味固涩，容易敛邪，故急性肠炎、外感初起等情况下均应慎食。

苦味

苦味食物有苦瓜、蒲公英、桃仁等。过量食用苦味食物会引起腹泻、消化不良，脾胃虚弱者谨慎食用。

甘味

甘味食物有牛肉、山药、红枣、蜂蜜、甘蔗等。甘味食物食用过多会影响食欲。

辛味

辛味食物有生姜、葱、大蒜、香菜、洋葱、花椒、韭菜等。辛味食物能刺激胃肠蠕动，增加消化液的分泌，促进血液循环和新陈代谢。需要注意的是，过量食用辛辣食物会刺激胃黏膜，消化道溃疡、便秘、痔疮、肛裂等患者不宜过多食用。

咸味

咸味食物有海带、海蜇等。食咸过多会加重肾脏负担，诱发或加重高血压症状。腌制食品如腌肉、咸鱼、咸菜等含有大量亚硝酸盐，是诱发癌症的重要因素。高血压、冠心病等心脑血管疾病患者要少吃盐及腌制品。

食物养生，平衡阴阳是关键

　　"药补不如食补"这句俗语是众所周知的，说明饮食调理对于疾病的治疗和养生保健有重要意义。《素问·脏气法时论》中说道："五谷为养，五果为助，五畜为益，五菜为充，气味合而服之，以补精益气。"这说明了饮食调理对强身健体的作用。李时珍在《本草纲目》中记载了大量食物调养验方，对疾病的预防和康复有重要的参考作用。

阴阳平衡是养生的目标

　　食物养生强调的是阴阳平衡，阴阳平衡也是养生的目标。阴阳是相对的，更是统一的。我们的身体之所以会生病就是因为阴阳失去了平衡，造成了阴阳过盛或不足，只要加以调整，就可以再次恢复原来的平衡，疾病自然也就会消失了。

阴阳失调易生疾病

　　《素问·生气通天论》中记载："故阳强不能密，阴气乃绝；阴平阳秘，精神乃治；阴阳离决，精气乃绝。"意思是说如果阳气过于亢盛，不能固密，阴气就要亏损而衰竭；阴气和平，阳气固密，精神就会旺盛；如果阴阳分离而不相交，那精气也就随之而耗竭了。凡医治疾病，须求得病情变化的根本。

食物养生要注意阴阳平衡

　　中医认为，食物也具有阴阳属性，而人体的健康与阴阳平衡息息相关。不同食物的性质可以分为阴性和阳性，例如，寒性食物具有阴性特点，如夏枯草、苦瓜；而热性食物则具有阳性特点，如辣椒、胡椒。平衡饮食中的阴阳属性有助于调节体内的阴阳平衡状态，维持身体的健康。

　　在饮食中遵循阴阳平衡、五味调和的原则，可以使我们的饮食更加全面、均衡，从而满足身体对营养物质的需要，并能维持身体的健康。在实际操作中，我们可以根据个人的体质和需求，选择适合自己的食物，合理搭配，尽量避免单一食物的过度摄入。同时，饮食的平衡原则应与个人的生活方式、季节和环境相结合，以实现丰富的营养摄入和身体健康的维持。

一碗好汤，"煲"养全身

喝汤是一种健康的饮食方式，能帮助身体更好地吸收食物中的营养物质，起到强身健体的作用。我们还可以根据身体状况，在其中加入不同的药材或者食材，滋补全身。在预防疾病、养生保健、治疗疾病等诸多方面，汤都发挥着非常重要的作用。

汤水养人更滋补

汤，是我们餐桌上的一道美食，我们也常说"汤补"。中国自古以来就有煲汤的习惯，民间有"宁可食无肉，不可饭无汤"的说法，可见汤在国人餐桌上的重要性。大多数食材都能做汤，汤不仅味道鲜美，做法也十分简单，还有助于身体吸收。汤水中含有大量的水溶性营养素，可以补充身体所需的水分和营养。

补充营养

汤中的营养丰富，如鸡汤、猪蹄汤、排骨汤等，其中含有丰富的蛋白质、脂肪、维生素、矿物质等营养成分，适量食用可以为身体补充所需要的营养，还能促进身体的新陈代谢，增强免疫力。

促进消化

汤的主要成分是水，可为人体补充水分，适量饮用可促进体内胃肠道蠕动，加快体内新陈代谢，帮助消化，促进排便。在饭前适当喝汤能帮助食物更加顺利地下咽，对消化道黏膜起到一定的保护作用。

辅助减肥

清淡的汤属于低热量的食物，适当喝汤还能增加饱腹感。若在饭前喝汤，食用汤中含膳食纤维的蔬菜等，可以增加饱腹感，减少其他高热量食物的摄入，可辅助减肥。

增进食欲

煲汤时会加入各种食材，非常美味且容易消化，可以提高食欲，改善食欲不振的情况。

辨清体质，因人施养

人体体质分为平和质、气虚质、气郁质、阴虚质、阳虚质、湿热质、痰湿质、血瘀质、特禀质九种类型。因为体质不同，所以要使用不同的方法来进行调养和治疗。

体质类型	表现和调养建议
平和质	平和体质是一种健康的体质。这种体质的人体形匀称、健壮，精力充沛，不容易生病。平和体质的人不宜用药物养生保健，因为药物会破坏身体平衡，只需注意饮食清淡即可
气虚质	气虚体质的人多形体消瘦或偏胖，体倦乏力等。宜选用性平偏温、健脾益气的食物，不宜多食生冷苦寒、辛辣燥热的食物
气郁质	气郁体质通常会表现在精神方面，精神抑郁且脆弱，性情急躁易怒，易激动，形体多偏瘦。气郁体质调养的重点是补益肝血，应该多食用萝卜、莲藕等可以疏肝理气的食物，少吃酸涩的食物
阴虚质	阴虚体质主要表现为阴液亏少，阳气相对亢盛，从而形成虚而有热的阴虚内热、阴虚阳亢状态。阴虚体质者宜多吃些甘凉滋润、生津养阴的食物，忌吃辛辣刺激性食物等
阳虚质	阳虚体质多表现为疲倦怕冷、四肢冰冷、唇色苍白、少气懒言等。可多食用补阳食物，例如韭菜、羊肉等；减少寒性食物摄入，例如苦瓜、冬瓜等
湿热质	湿热体质是指体内蕴含湿与热两种体质状态，这类人形体多中等或偏瘦，体内蕴热，容易上火。在饮食上应该忌辛辣油腻、肥甘厚味，多食用空心菜、苋菜、丝瓜等清凉泻火的食物
痰湿质	痰湿体质多有肝胆脾胃功能失调、内分泌紊乱等症状，这里的"痰"并非一般概念中的痰，而是人体津液的异常积聚。这类体质的人体形多肥胖、多汗且黏等，大多是由饮食不当或疾病困扰而导致。平常应该少食用甜食、油腻食物，多食用瓜果蔬菜

血瘀质	血瘀体质主要因气血运行不畅而引起，形体偏瘦者居多。这种体质的人面色以及嘴唇颜色通常偏暗，平常在饮食上要少吃肥肉、动物内脏等油腻食物及苦瓜、冬瓜等寒凉食物，多吃胡萝卜、生姜、牛肉等
特禀质	特禀体质又称特禀型生理缺陷、过敏。这种体质的人对季节气候的适应能力较差，经常会在变季的时候过敏，导致鼻塞、哮喘等症状。在饮食方面应该多吃一些性质平和、清淡偏温的食物，例如木耳、花生、核桃等，少吃海鲜等容易诱发过敏反应的刺激性食物

特殊人群喝汤要注意

喝汤的讲究有很多，喝对了是养生，喝错了可能会伤身，特殊人群喝汤还是有很多注意事项的。

人群	注意事项	备注
高血压患者	煲汤时要注意少放盐	适合喝一些不加糖的蔬菜汁、绿茶、乌龙茶和椰子水
高血糖患者	不喝勾芡的汤，喝汤要适量	喝不放盐或者少放盐的清汤，先吃蔬菜，再吃肉食、主食，最后喝汤
痛风患者	不喝油汤、浓白汤，鱼肉的清汤也不能喝	推荐喝矿泉水、没有加糖的蔬菜汁、椰子水和淡茶水
胃酸多的人	不适合空腹大量喝肉汤、鱼汤	先吃饭后喝汤，少量喝，以免引起肠胃不适
胆结石、胆囊炎患者	鸡汤、肉汤中的脂肪要去掉，浓汤和油汤不要喝	撇去浮油再喝或者喝淡茶、柠檬水

掌握这几点，煲汤零失败

煲汤时，工具、火候、水温的变化以及食材用量的多少等对汤的风味都有着直接的影响，想要把汤煲好，掌握这些技巧很重要。

食材汆水

煲汤前应该先对肉类食材进行汆水，锅里接好可以没过食材的凉水，然后煮沸后将肉捞出，如果发现还有血丝，就再进行一次汆水，直到没有新的血沫产生。

煲汤的时间长短

长期以来，人们认为"煲汤时间越长，汤就越有营养"，其实这是一个很大的误区。在长时间的加热下，即便是再耐煮的食材也会降低营养，甚至会产生一些有害的物质。例如，长时间熬煮蔬菜，会破坏菜肴中的维生素，对我们的身体健康有害无利，最后的蔬菜品相也不美观。

掌握好煲汤火候

煲汤的要诀是旺火烧沸，小火慢煨，这样才能使食材内的鲜香物质尽可能地溶解出来，收到鲜醇味美的效果，有利于更多的营养物质释放到汤中，使汤更浓醇、鲜美。

食材入汤

经过汆水的食材不要直接放入水中，应该先将调料和清水一起烧滚，然后再将食材放入锅中炖煮。这样可以将食材里剩余的血水控出，如果直接放入水中炖制，等锅里的清水烧开时，残留的血水会导致炖出的汤不够清澈，香味也不够浓郁。

加盐的时间

盐是煲汤时主要的调料之一，如果在汤里过早地放盐，就会导致肉中的蛋白质凝固，不易溶解，同时也会使汤色发暗，影响浓度。所以在煲汤时，可以在快出锅的时候放盐，这样不仅不会影响汤的味道，还能保持肉质的鲜嫩。

避免调料过杂

喝汤，喝的就是汤水的鲜美，乱加一些香料，例如八角、花椒等，则容易遮盖住汤的鲜美。煲汤不同于炖肉，加入像老抽这种颜色比较深的调料，很容易使汤水的颜色变得浑浊。另外像葱、大蒜这种味道很大的食材也不适合放入汤中，一般放几片生姜就可以了。

工具的选择

煲汤的工具有传统的砂锅、瓦煲、炖盅以及现代的电饭煲等。不同的工具煲出来的汤，在口感、色泽、时间以及操作方式上都略有不同。一般煲汤时首选砂锅，砂锅耐高温，长时间的小火慢炖，可以保留汤的浓郁、鲜美，营养也不易流失。

加水的多少

水是煲汤的关键，它既是传热的介质，更是食物的溶剂。在煲汤开始的时候如果加水不够，就需要在中途加水，这样会影响到汤的味道。一般情况下，煲汤时的水量应至少为食材的3倍。如果中途确实需要加水，应以热水为好，这样对汤的风味影响较小。

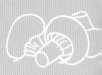

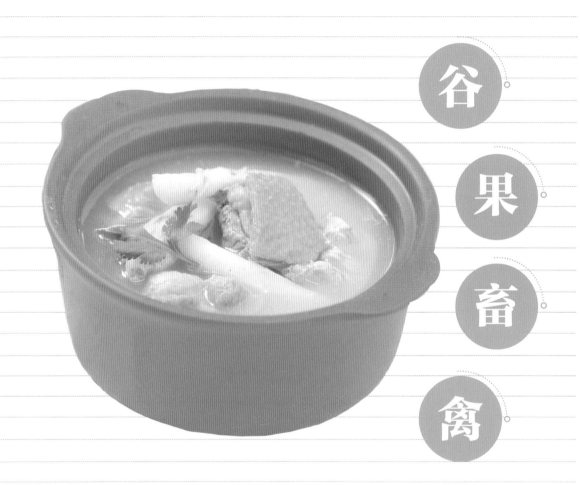

谷

果

畜

禽

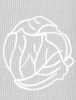

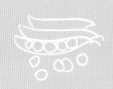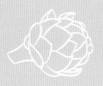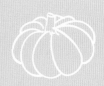

第二章
寓医于食，不同食材养生汤

　　《本草纲目》对食物的性味和功效非常重视，它指出食物同药物一样可以滋补保健、防病疗疾，"精不足者补之以味，形不足者补之以气"，五谷、五菜、五果、五畜皆为补养之物。我们日常食用的食物在《本草纲目》中占有相当大的比重，其中大部分列于谷、菜、果、畜、禽等部，本章介绍了各个种类常见食材的保健功效以及养生汤的制作，以满足读者日常养生的需求。

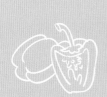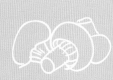

五谷类

玉米

调中开胃

本草档案

- 别名：玉蜀黍
- 性味：性平，味甘，无毒
- 归经：入胃经、大肠经
- 功效：利水消肿、利湿退黄

【释名】玉高粱。

> 米：调中开胃。根叶：小便淋漓沙石，痛不可忍，煎汤频饮。
>
> ——《本草纲目》

食材简介

玉米原产于美洲，后来传播到世界各地。玉米含有非常丰富的蛋白质、维生素、微量元素等，具有很高的营养价值。玉米是一种粗粮，适量食用可以促进排便。可以煮熟了直接食用或者用来煲汤、做菜等。

玉米是粗粮中的保健佳品，可常食，但一次不可过多食用。

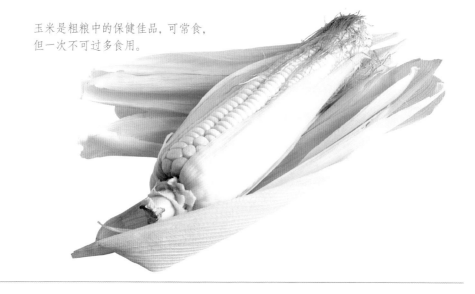

食之有道

- 如果玉米有发霉现象，要立即丢弃，不可食用。
- 玉米属于粗粮，因此不可一次食用过多，否则对消化是非常不利的。
- 玉米中含有较高的碳水化合物，会被身体转化为葡萄糖，进而影响血糖水平，因此糖尿病患者吃玉米要适量。

玉米适合大多数人食用，含有丰富的维生素，能保护神经传导和胃肠功能，还可以预防高血压及心血管疾病。玉米还有助于改善便秘等症状，并能降低胆结石、肥胖、白内障的患病风险。

挑选与保存

挑选：新鲜的玉米要选个头大、颗粒饱满的，还要将玉米的穗头剥开一点，看顶部的颗粒是多还是少，多者为佳。用指甲掐玉米粒，出汁的就是嫩玉米，不出汁的则是老玉米。

保存：先将玉米外层的厚皮和玉米须剥掉，只留里面的内层薄皮，不必清洗。然后将其放入保鲜袋或塑料袋中，封好口，放入冰箱的冷冻室里保存。

番茄菠菜玉米汤

功效： 滋养脾胃、生津止渴

番茄有生津止渴、健胃消食的功效，玉米可刺激肠胃蠕动，加速粪便的排出。
番茄和玉米一起煲汤可健胃消食，改善食欲不振的症状。

原料

菠菜 100 克

玉米粒 100 克

番茄 1 个

香油适量

盐适量

· 番茄用开水烫一下，去皮，切块；菠菜择洗干净。

· 番茄和玉米粒放入汤锅中，加入适量清水，大火煮沸转小火煲 30 分钟；接着放入菠菜煮熟，加盐；最后淋上香油即可。

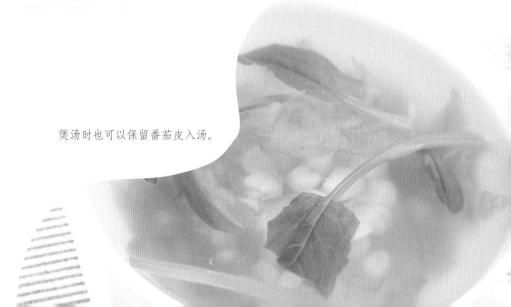

煲汤时也可以保留番茄皮入汤。

罗汉果玉米瘦肉汤

功效： 滑肠排毒、清热润肺

此汤含有丰富的维生素，能消炎清热、利咽润喉，其中的罗汉果素有"药佳果"之称，具有润肠通便、利咽开音、清热润肺的功效。可以用于肠道燥热、大便秘结、肺热咳嗽等症。

· 罗汉果洗净；猪瘦肉切块，用开水余2分钟，去血水，捞出洗净。

· 玉米洗净，切段；胡萝卜洗净，切块；生姜洗净，切片。

· 罗汉果、猪瘦肉和姜片放入砂锅中，加入适量清水，大火煮沸转小火煲1小时；接着放入玉米和胡萝卜煮熟，加盐调味即可。

原料

猪瘦肉 200 克

罗汉果 3 个

玉米 1 根

胡萝卜 1 根

生姜适量

盐适量

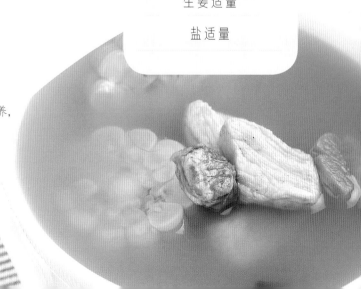

此汤荤素搭配，含有丰富的营养，还可润肺降燥。

小麦

补肝养气

本草档案

- **别名:** 麸麦、浮麦
- **性味:** 性凉,味甘
- **归经:** 入心经、脾经、肾经
- **功效:** 益气除热

【释名】来。

> 养心气,心病宜食之。
>
> ——《本草纲目》

食材简介

小麦是重要的口粮之一,富含蛋白质、矿物质、钙、铁、维生素 A 等。小麦不仅可以制成面粉供我们食用,麦麸和麦胚通常还会被加在全谷物食品中。全麦制品更适合减肥人士食用,热量较低,富含膳食纤维,可以增加饱腹感。

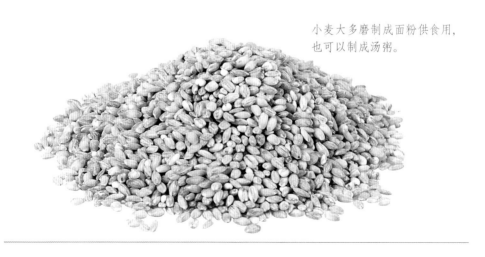

小麦大多磨制成面粉供食用,也可以制成汤粥。

食之有道

- 加工过于精细的小麦面粉营养成分流失过多，不宜常吃。
- 粗碎小麦是将粗麦压碎而成的，烹饪前需要浸泡一段时间。

小麦可以改善脏燥烦热、泻痢等症状，失眠多梦、心悸不安的人很适合食用小麦。小麦中淀粉含量比较高，会导致血糖升高，糖尿病患者要适量食用。

挑选与保存

挑选：我们购买的一般都是小麦的加工品，例如面粉、麦片等。挑选面粉时要注意色泽，乳白色或略带微黄色是正常的；若颜色为纯白或灰白就有可能是过量使用了增白剂；若颜色发黑、发青有可能是面粉发生了霉变。

保存：小麦吸湿性强，所以面粉在保存的时候一定要防水防潮，做好密封包装，放在阴凉处。这样可以防止发霉、生虫。

小麦黑豆夜交藤汤

功效： 滋养心肾、安神

夜交藤有安神养血、祛风通络的功效，可改善虚烦不眠、阴虚血少等症。
夜交藤与黑豆、小麦一起煲汤食用，有滋养心肾、安神的功效，
适用于心肾不交引起的失眠、心烦等症状。

原料

小麦 45 克

黑豆 30 克

夜交藤 10 克

白糖适量

· 小麦、夜交藤洗净；黑豆提前浸泡 2 小时。

· 小麦、黑豆和夜交藤放入砂锅中，加入适量清水，大火煮沸转小火煲 1 小时，滤去药渣，加白糖调味即可。

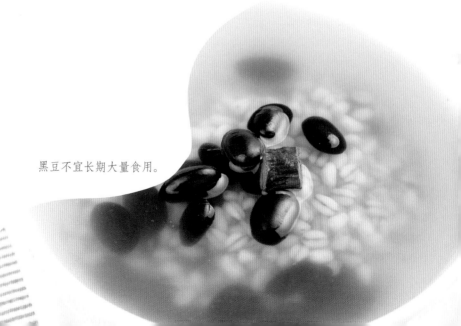

黑豆不宜长期大量食用。

甘麦枣藕汤

功效： 益气养血、宁心安神

此汤由医圣张仲景《金匮要略》中的名方甘麦大枣汤加莲藕而成，具有养心安神、和中缓急之功效。可用于改善心中烦乱、睡眠不安，更年期的女性尤其适合喝此汤。

- 将小麦洗净，泡水 1 小时。

- 红枣在清水中泡软，去核；莲藕洗净，去皮切片。

- 小麦、甘草、红枣加水煮开，再加莲藕小火煮软，最后加盐调味。

原料

莲藕 250 克

小麦 75 克

甘草 12 克

红枣 5 颗

盐适量

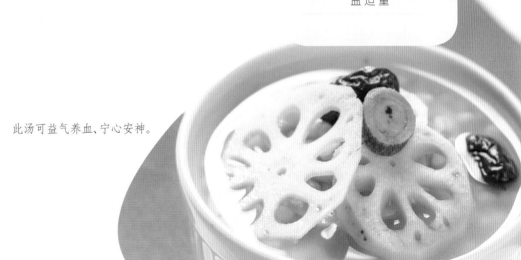

此汤可益气养血、宁心安神。

黑豆

补肾益阴

本草档案

- **别名**：黑大豆
- **性味**：性平，味甘，无毒
  归经：入脾经、肾经
- **功效**：健脾利湿、除热解毒

> 生研，涂痈肿。煮汁饮，杀鬼毒，止痛。
>
> ——《本草纲目》

食材简介

黑豆呈椭圆形或类球形，表面黑色或灰黑色，光滑或有皱纹。黑豆含有蛋白质、脂肪、维生素、微量元素等多种营养成分。因其蛋白质含量很高，又被誉为"植物蛋白肉"。

黑豆虽好，但不可过量食用。

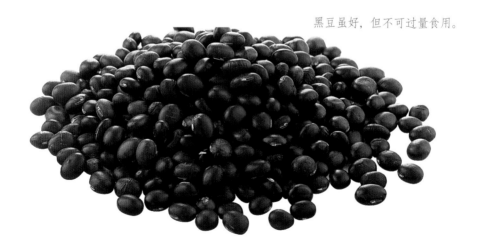

食之有道

- 黑豆中的有益物质可降低人体胆固醇含量。
- 痛风患者、肠胃疾病患者不适合食用黑豆。

"要想长寿，常吃黑豆"，黑豆有"豆中之王"的美誉。此外，黑豆还有乌发的功效，经常吃黑豆能够补肾，缓解肾虚体弱、腰膝酸软、风湿痹病、关节不利等症状。

挑选与保存

挑选：好的黑豆颗粒大小并不均匀，有大有小，而且颜色并不是纯黑的，有的墨黑，有的黑中泛红。

保存：要保持良好的通风状态，在干燥的地方保存，防止霉变。

黑豆牛肉汤

功效： 滋补强身、利水消肿

黑豆牛肉汤具有抗氧化、补气血、清热解毒的功效。可以有效改善身体状况，增强体质，提高免疫力。

原料

黑豆 100 克

牛肉 300 克

生姜适量

盐适量

· 黑豆提前用温水浸泡 2 小时；生姜洗净，切片。

· 牛肉切块，用开水氽 3 分钟，去血水，捞出洗净。

· 牛肉、姜片和泡好的黑豆放入砂锅中，加入适量清水，大火煮沸转小火煲 2 小时，加盐调味即可。

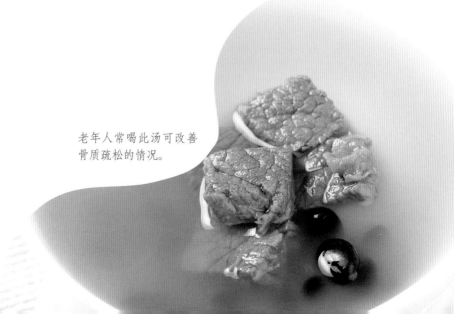

老年人常喝此汤可改善骨质疏松的情况。

莲子黑豆羊肉汤

功效： 健脾补肾、强精补髓

黑豆补肾益阴、健脾利湿，搭配温补的羊肉、清心醒脾的莲子，有助于改善脾虚湿困引起的面色萎黄、脘闷腹胀、神疲乏力等症状。

· 黑豆放入铁锅中，不必加油，炒至豆衣裂开，然后洗净，沥干水。

· 莲子、陈皮和羊肉分别洗干净，莲子保留红棕色莲子衣，羊肉切成小块。

· 将原料放入砂锅内，加适量清水，大火煲至水沸，改中火继续煲3小时左右，加入盐调味。

原料

莲子 30 克

黑豆 60 克

陈皮 10 克

羊肉 300 克

盐适量

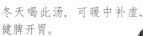
冬天喝此汤，可暖中补虚、健脾开胃。

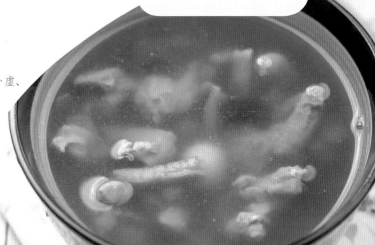

赤小豆

滋阴补肾

本草档案

- 别名：红小豆
- 性味：性平，味甘、酸，无毒
- 归经：入心经、小肠经
- 功效：除热毒、利小便

【释名】赤豆、红豆。[时珍曰]案《诗》云：黍稷稻粱，禾麻菽麦，此即八谷也。

> 避瘟疫，治难产，下胞衣，通乳汁。
> ——《本草纲目》

食材简介

赤小豆是一种常见的食材和药材，有着丰富的营养价值和药用功效，可谓是药食兼顾的佳品。赤小豆能帮助清除体内毒素和多余的水分，促进身体新陈代谢，有利尿、消水肿的作用。

赤小豆一定要煮熟后再食用。

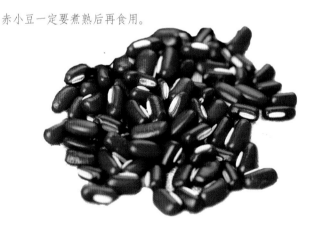

食之有道

- 一次食用过多赤小豆会导致消化不良。
- 赤小豆有通利水道的功效，尿多、身体消瘦的人不宜食用。

赤小豆有健脾、祛湿、清热之效，尤其适合湿热人群。另外，赤小豆还有通乳的功效，产后乳少的妈妈可用赤小豆煮粥或煲汤。

挑选与保存

挑选：赤小豆在挑选的时候要选择颗粒饱满均匀、表面光洁、色泽鲜明的。如果表面看着有虫眼或者闻着有发霉的味道，很可能已经变质，不宜购买。

保存：赤小豆受潮很容易变质、产生蛀虫，所以要将赤小豆置于密封罐里保存，并放在干燥的地方。

赤小豆莲藕牛肉汤

功效： 健脾开胃、益气补血

此汤有补中益气、滋养脾胃的功效，适合中气下陷、气短体虚的人食用，尤其适合身体虚弱、营养不良的孕妇，不仅能补气还能补血。

原料

赤小豆 30 克

莲藕 300 克

牛肉 300 克

红枣 5 颗

生姜适量

盐适量

· 赤小豆用温水浸泡 30 分钟；莲藕洗净，去皮，切片；生姜洗净，切片。

· 牛肉切块，用开水氽 3 分钟，去血水，捞出洗净。

· 赤小豆、牛肉、红枣和姜片放入砂锅中，加入适量清水，大火煮沸转小火煲 2 小时；再放入莲藕煮熟，加盐调味即可。

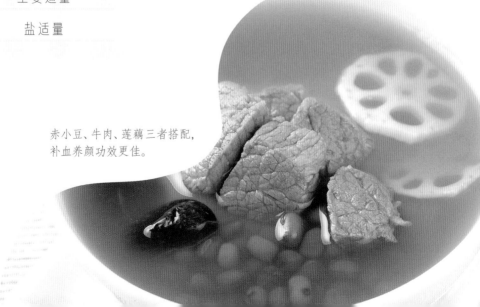

赤小豆、牛肉、莲藕三者搭配，补血养颜功效更佳。

茯苓赤小豆瘦肉汤

功效： 祛湿利尿、健脾和胃

此汤具有利水消肿、渗湿止泻等功效，其中的茯苓有祛湿利尿、强健机体的作用，素有"仙家食品"之称，是春季祛湿的首选。

- 猪瘦肉切块，用开水余2分钟，去血水，捞出洗净。
- 赤小豆和花豆分别洗净，用温水浸泡30分钟；陈皮用温水浸泡5分钟，洗净。
- 茯苓、猪瘦肉、赤小豆、花豆和陈皮放入砂锅中，加入适量清水，大火煮沸转小火煲1小时，加盐调味即可。

原料

茯苓 5 克

猪瘦肉 300 克

赤小豆 30 克

花豆 20 克

陈皮 10 克

盐适量

还可在汤中加入薏米，效果更好。

······················· **蔬果类** ·······················

山药

补中益气

本草档案

- **别名**：薯蓣、山芋
- **性味**：性平，味甘，无毒
- **归经**：入脾经、肺经、肾经
- **功效**：滋补健身

[寇宗奭说] 薯蓣，因唐代宗名"预"，避讳改为薯药；又因宋英宗讳"署"，而改为山药。所以薯蓣的本名全失。

> 益肾气，健脾胃，止泄痢，化痰涎，润皮毛。
> ——《本草纲目》

食材简介

山药为薯蓣科植物薯蓣的干燥根茎，既是食用佳蔬，又是常用药材。因受区域气候特征、地质特点、生长习性等因素的影响，山药具有不同产地特征，例如江苏和安徽等地的水山药、河南焦作的铁棍山药、山东济宁的毛山药等。

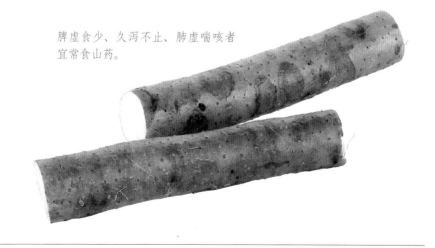

脾虚食少、久泻不止、肺虚喘咳者宜常食山药。

食之有道

- 山药含有丰富的淀粉，因此腹胀、便秘患者不宜吃山药。
- 山药宜去皮食用，以免产生麻、刺等异常口感。
- 处理山药时应避免直接接触，可戴上手套削皮，或稍加蒸煮后再剥皮。

山药不仅有促进消化的作用，而且其中含有的黏液质有滋润的作用，可以益肺气、养肺阴，对有肺虚、久咳之症的人群能起到很好的保健作用。

挑选与保存

挑选：在购买山药时要注意，大小相同的山药，较重的更好。同一品种的山药，须毛越多口感越面。如果山药的横切面肉质呈雪白色，说明是新鲜的，呈黄色似铁锈的山药切勿购买。

保存：山药应该放在常温通风处保存，不要用塑料袋包裹住，这样容易使山药不透气导致发芽。如果放在冰箱里保存，不要刮掉表皮或者清洗表皮上面的泥土，不然容易流失水分，影响食用口感。

山药黄芪煲母鸡

原料： 山药30克，黄芪30克，枸杞子15克，母鸡1只，红枣5颗，料酒适量，盐适量。

做法： 1.山药洗净，去皮，切块；黄芪、枸杞子分别洗净；红枣洗净，去核。
2.母鸡去内脏，收拾干净，斩成块，用开水汆3分钟，去血水，捞出洗净。
3.母鸡、黄芪、红枣、枸杞子放入锅中，加适量清水和料酒，煮到八成熟，再加入山药煮烂，拣出黄芪，加盐即可食用。

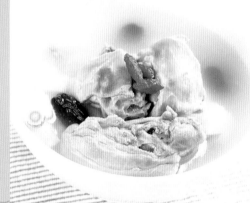

此汤具有强身健体、补中益气等功效。

菠菜山药汤

原料： 菠菜200克，山药50克，生姜适量，葱适量，盐适量，香油适量。

做法： 1.菠菜洗净；山药洗净，去皮，切薄片。
2.生姜洗净，切片；葱洗净，切段。
3.山药和姜片放入砂锅中，加入适量清水，大火煮沸转小火煲15分钟；再放入菠菜和葱段煮熟，加盐调味，最后淋上香油即可。

此汤具有清热利尿、健脾益胃等功效。

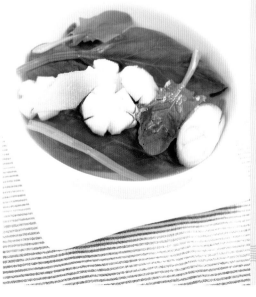

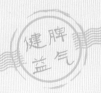

芝麻核桃山药汤

功效： 滋补肾精

此汤有补中益气、强健筋骨、健脑益智的功效。芝麻中钙含量丰富，
和山药、核桃仁一起搭配，补钙效果更佳。

· 黑芝麻炒香；核桃仁洗净；山药洗净，去皮，
切块。

· 核桃仁和山药放入砂锅中，加入适量清水，
大火煮沸转小火煲 20 分钟，加入盐调味，
撒上黑芝麻即可。

原料

黑芝麻 10 克

核桃仁 10 克

山药 20 克

盐适量

清洗黑芝麻时，需装进纱
布袋中冲洗 2~3 次。

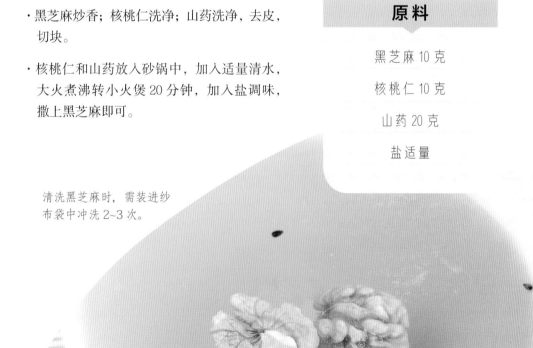

白萝卜

益胃消食

本草档案

- 别名：菜菔、菜头
- 性味：性凉，味辛、甘，无毒
- 归经：入肺经、胃经
- 功效：生津止渴、凉血、利尿通淋

[时珍曰]按孙愐广韵言：鲁人名菈蕵（音拉答），秦人名萝卜。

主吞酸，化积滞，解酒毒，散瘀血，甚效。
——《本草纲目》

食材简介

白萝卜是一种常见的根茎类蔬菜，具有丰富的营养价值，不论是生吃还是做熟了吃都可以，味道上略带些辛辣味。《本草纲目》中称之为"蔬中最有利者"。

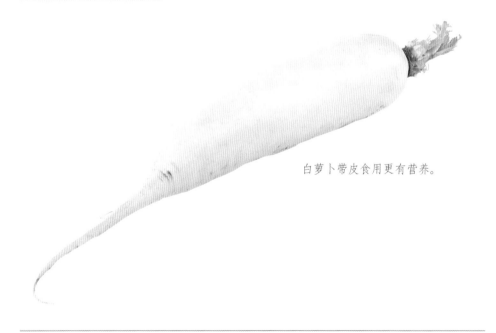

白萝卜带皮食用更有营养。

食之有道

- 脾胃虚弱者尽量不要生吃白萝卜。
- 白萝卜属于凉性食物，脾虚泄泻者慎食。胃溃疡、十二指肠溃疡、慢性胃炎属虚寒者忌食。

白萝卜具有养胃促消化的功效，能缓解日常油腻饮食对肠胃的负担，煮熟了食用可缓解饮食不消、痰多、胀气食滞等症状。白萝卜对风寒感冒、咳嗽也有改善效果。

挑选与保存

挑选：新鲜的白萝卜色泽鲜明，表面光滑；看上去很暗淡，表面也很粗糙的是不新鲜的。如果白萝卜表皮上有半透明的斑点，有可能是冻坏了，口感会很差，不建议购买。

保存：白萝卜应带泥存放在阴凉通风处，如果是已经清洗过的白萝卜，建议装入保鲜袋，放入冰箱中储存。

白萝卜炖羊肉

原料： 羊肉 250 克，白萝卜 150 克，香菜 5 克，葱适量，生姜适量，料酒适量，八角适量，盐适量。

做法： 1.羊肉、白萝卜分别洗净切块；葱切段；生姜切片；香菜洗净，切碎。

2.将羊肉块氽烫，捞出洗净。

3.热油锅放入葱段、姜片和八角爆香，加入羊肉、料酒炒匀，倒入适量水烧开，转小火煮至七成熟。加入白萝卜、盐搅匀，煮至羊肉和白萝卜熟烂，出锅时撒上香菜碎即可。

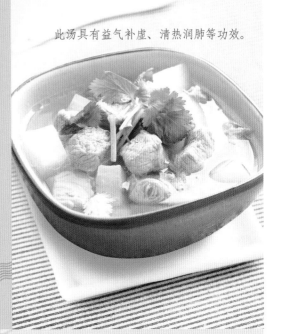

此汤具有益气补虚、清热润肺等功效。

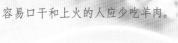
容易口干和上火的人应少吃羊肉。

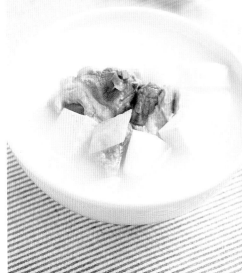

白萝卜豆腐羊肉汤

原料： 羊肉 300 克，白萝卜 50 克，豆腐 100 克，葱适量，生姜适量，白胡椒粉适量，料酒适量，盐适量。

做法： 1.羊肉洗净，切小块，用开水氽 3 分钟，去血水，捞出洗净。

2.白萝卜洗净去皮，切块。

3.豆腐洗净，切块；葱洗净，切段；生姜洗净，切片。

4.羊肉、豆腐、葱段和姜片放入砂锅中，加入适量清水和料酒，大火煮沸转小火煲 2 小时；再加入白萝卜煮 20 分钟，加白胡椒粉和盐调味即可。

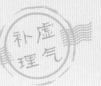

白萝卜排骨汤

原料： 白萝卜200克，排骨300克，生姜适量，盐适量。

做法： 1.白萝卜洗净，切成滚刀块；生姜洗净，切片；排骨洗净，切块，用开水余5分钟，去血水，捞出洗净。

2.排骨和姜片放入砂锅中，加入适量清水，大火煮沸转小火煲2小时；接着放入白萝卜煮熟，加盐调味即可。

开胃补虚

常喝此汤有助于提高免疫力。

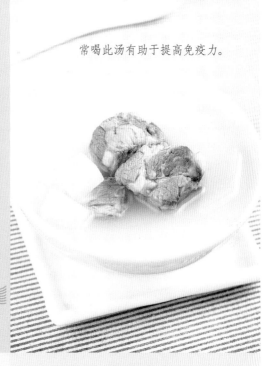

常喝此汤有助于改善消化系统功能。

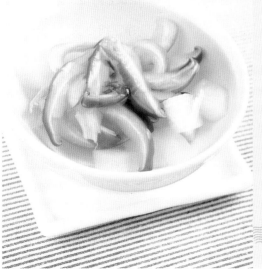

白萝卜平菇汤

原料： 白萝卜200克，平菇50克，葱适量，香油适量，盐适量。

做法： 1.白萝卜洗净，切成滚刀块；平菇洗净，撕成条；葱洗净，切段。

2.白萝卜和平菇放入汤锅中，加入适量清水，大火煮沸转小火煲20分钟，加葱段和盐，最后淋上香油即可。

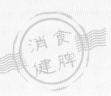

消食健脾

莲藕

生津凉血

本草档案

- **别名：**藕
- **性味：**性平，味甘、涩，无毒
- **归经：**入肝经、肺经、胃经
- **功效：**清热凉血、通便止泻、健脾开胃

【释名】根名藕。

> 莲藕：热渴，散留血，生肌。藕节：消瘀血，解热毒。莲心：清心去热。莲实：交心肾，浓肠胃，固精气，强筋骨，补虚损。荷叶：生发元气，裨助脾胃。莲房：消瘀散血。莲须：固精气，乌须发。莲花：坠跌积血心胃，呕血不止 。
>
> ——《本草纲目》

食材简介

　　莲藕通常生长在肥沃、有机质多的湖泽池塘中。莲藕微甜且脆，可以直接生食，也可以煮熟食用，营养价值和药用价值都很高，根叶、花须、果实都可以作为药材。莲藕含有丰富的维生素及矿物质，有益于心脏，有促进新陈代谢、防止皮肤粗糙的效果。

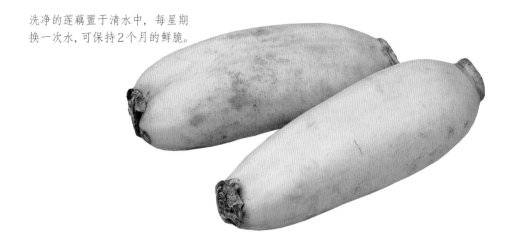

洗净的莲藕置于清水中，每星期换一次水，可保持2个月的鲜脆。

食之有道

- 烹饪莲藕时不宜用铁器，以防莲藕在烹饪过程中变黑。
- 产妇生产后不宜过早食用莲藕，产后1~2周再吃有助于活血化瘀。
- 莲藕生食比较不利于消化，会增加肠胃负担，应适量食用。

生吃新鲜的莲藕可以清热解烦、解渴止呕，将新鲜的莲藕榨汁食用，口感更佳。煮熟的莲藕能健脾开胃，可以消食止渴。莲藕还含有鞣质，有一定的健脾止泻作用，能增进食欲，促进消化，食欲不振者可以适当食用。

挑选与保存

挑选：莲藕分为脆藕和面藕。脆藕的外表皮一般颜色发白，面藕的颜色较深。脆藕个头细长，面藕个头粗大。如果莲藕外部发黑或有异味，可能已经变质，不建议购买。

保存：没有吃完的莲藕可以用保鲜膜包裹严实，放入冰箱储存。或者打一盆清水，将莲藕放进去，勤换水，也可以保持莲藕的新鲜。

山楂藕片汤

原料: 莲藕 50 克, 山楂 30 克, 冰糖适量, 盐适量。

做法: 1.山楂洗净, 去核, 放入锅中, 加入冰糖和适量水, 大火烧开。
2.莲藕洗净, 去皮切片, 放入锅中煮 10 分钟, 加盐调味即可。

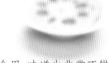

晾凉后食用,味道也非常不错。

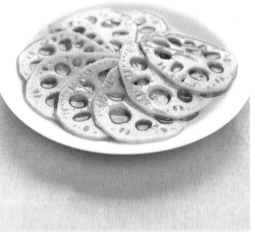

此汤具有养血益气等功效。

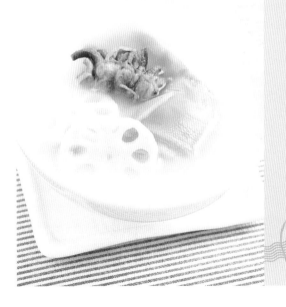

章鱼猪蹄莲藕汤

原料: 章鱼 60 克, 猪蹄 1 只, 莲藕 100 克, 姜适量, 盐适量。

做法: 1.章鱼处理干净; 猪蹄刮净毛甲, 破开, 切大块, 用开水氽 5 分钟, 去血水, 捞出洗净。
2.莲藕洗净, 去皮, 切片; 姜洗净, 切片。
3.章鱼、猪蹄和姜片放入砂锅中, 加入适量清水, 大火煮沸转小火煲 2 小时; 再放入莲藕煮熟, 加盐调味即可。

百合莲藕汤

功效： 滋阴润肺

- 百合洗净，掰成片；莲藕洗净，去皮，切片。

- 甜杏仁洗净，沥干水分。

- 百合、莲藕和甜杏仁放入砂锅中，加入适量清水，大火煮沸转小火煲 20 分钟，加白糖调味即可。

原料

莲藕 100 克

百合 30 克

甜杏仁 5 克

白糖适量

常喝此汤有助于促进睡眠、预防便秘。

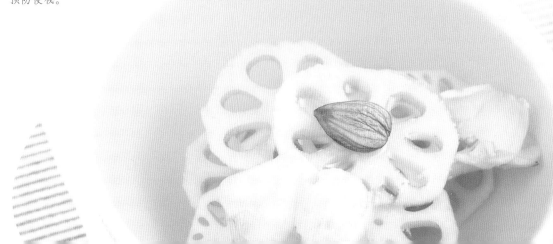

南瓜

补中益气

本草档案

- 别名：番瓜
- 性味：性温，味甘，无毒
- 归经：入脾经、胃经
- 功效：促进消化、补血养颜

> 多食发脚气、黄疸。不可同羊肉食，令人气壅。
>
> ——《本草纲目》

食材简介

南瓜是很常见的一种食物，营养丰富，可以补中益气、温肺益肝、养颜护肤。南瓜中富含膳食纤维，容易使人产生饱腹感，从而减少进食量，适合减肥人群食用。

南瓜中的胡萝卜素含量很高，养颜又养胃。

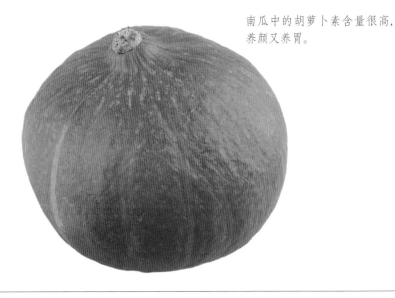

食之有道

- 南瓜皮中含有大量的营养物质，煮制南瓜时，带着皮不仅可以保留南瓜皮中的营养成分，还有助于保持南瓜的口感，吃的时候也可以连着皮一起食用。
- 南瓜中糖分较高，糖尿病患者可适量食用，但不宜多食。
- 过量食用南瓜会助长湿热，所以存在胃火旺、湿热气滞、发热情况的人不宜多吃南瓜。

　　南瓜中含有的果胶可以保护胃肠道黏膜，避免被粗糙的食物刺激到，还可以促进溃疡面愈合，对胃病患者很有好处。南瓜还能促进胆汁分泌，加强胃肠蠕动，帮助食物消化。

挑选与保存

　　挑选：在挑选的时候一定要挑选表皮干净、没有损伤，而且分量比较重的南瓜。南瓜皮越厚、越粗糙，就说明里面的瓤越甜。

　　保存：南瓜应保存在阴凉、干燥、通风良好的地方。

南瓜红枣汤

原料: 南瓜100克,红枣2颗,红糖适量。

做法: 1.南瓜洗净,削皮,切条;红枣洗净,去核。
2.南瓜和红枣放入砂锅中,加入适量清水,大火煮沸转小火煲20分钟,加红糖调味即可。

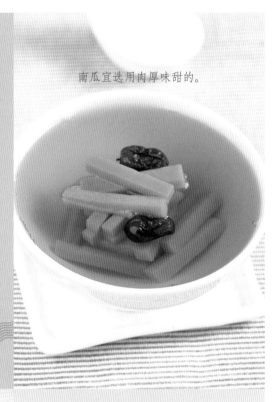

南瓜宜选用肉厚味甜的。

健脾
益气

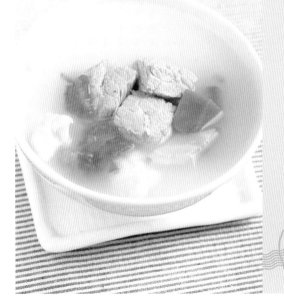

此汤荤素搭配得当,营养均衡、丰富。

南瓜番茄菜花汤

原料: 南瓜50克,菜花30克,猪瘦肉50克,番茄1个,生姜适量,盐适量。

做法: 1.南瓜洗净,去皮,切块;菜花洗净,切小朵。
2.番茄洗净,切块;生姜洗净,切片。
3.猪瘦肉切块,用开水氽2分钟,去血水,捞出洗净。
4.猪瘦肉和姜片放入砂锅中,加入适量清水,大火煮沸转小火煲1小时;接着放入南瓜、菜花和番茄煮熟,加盐调味即可。

健脾
补虚

百合南瓜粥

原料：南瓜 250 克，糯米 100 克，百合 20 克，冰糖适量。

做法：1.百合洗净，掰小片；南瓜洗净去皮，切小块；糯米浸泡 2 小时。
2.将糯米、百合、南瓜一起放入锅中，加适量水大火煮沸后转小火熬煮，待糯米和南瓜煮到熟烂后，加入冰糖，搅拌均匀即可。

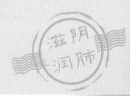

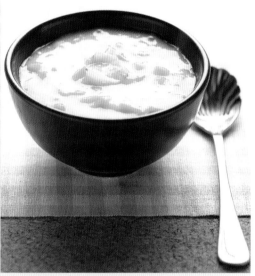

此汤具有润肺止咳、健脾除湿等功效。

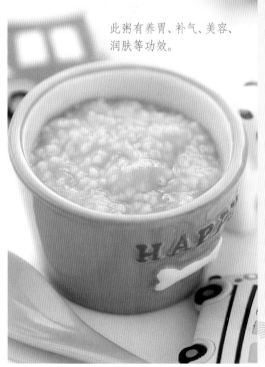

此粥有养胃、补气、美容、润肤等功效。

小米南瓜粥

原料：小米 100 克，南瓜 100 克，冰糖适量。

做法：1.南瓜洗净去皮，切块；小米淘洗干净。
2.锅中加入南瓜和小米，加适量水，大火烧开后转中火煮 25 分钟左右，待南瓜和小米煮到浓稠的状态后，加入冰糖，搅拌均匀即可。

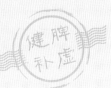

红枣

补虚益气

本草档案

- 别名：枣子
- 性味：性温，味甘，无毒
- 归经：入脾经、胃经、心经
- 功效：健脾胃、补血养颜

[时珍曰]按陆佃《埤雅》云：大曰枣，小曰棘。

> 枣为脾之果，脾病宜食之。
> ——《本草纲目》

食材简介

红枣为温带作物，含有的维生素非常多，素有"天然维生素丸"的美誉。红枣富含铁元素，这也是合成血红蛋白的必需元素，吃红枣可以补气生血，非常适宜体质虚弱、贫血者以及女性月经后食用。但是食用过多的红枣，容易导致腹胀。

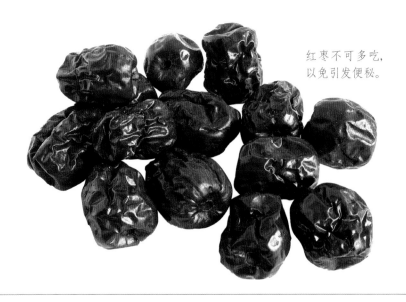

红枣不可多吃，以免引发便秘。

食之有道

- 脘腹胀满、食欲不振者不宜食用。
- 红枣不宜多吃，否则易生痰、助热、损齿，每天食用 3~5 颗红枣即可。
- 红枣皮较坚韧、不好消化，吃的时候一定要充分咀嚼，必要时可去除枣皮，以免增加胃肠负担。

红枣含有丰富的膳食纤维、维生素和微量元素，蒸熟的红枣更容易被人体消化吸收，非常适合儿童、老年人及消化不良的人群食用。红枣泡水喝，有助于保肝排毒，将红枣切开，更有助于营养成分的吸收。

挑选与保存

挑选：应该注意挑选皮色紫红、颗粒大、皱纹少的红枣，这样的红枣皮薄核小，肉质厚而细实。如果红枣的蒂端有穿孔或粘有咖啡色、深褐色的粉末，这说明红枣已被虫蛀了，不建议购买。

保存：红枣可以密封在塑料袋中，放入冰箱低温冷藏保存，也可以在室内自然保存。把红枣的包装塑料袋去掉，装在布袋或存放在纸盒里，并经常翻动，这样可以防虫害。

天麻红枣土鸡汤

原料: 天麻20克,枸杞子5克,土鸡1只,红枣5颗,生姜适量,盐适量。

做法: 1.用清水浸泡天麻12小时,洗净,切成片。

2.土鸡去毛,去内脏,斩件,用开水汆3分钟,去血水,捞出洗净。

3.红枣洗净,去核;枸杞子洗净;生姜洗净,切片。

4.天麻、土鸡、红枣、枸杞子和姜片放入瓦罐中,加入适量清水,盖上盖,再放入大瓦罐中煨约3小时,加入盐调味即可。

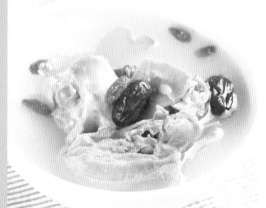

此汤具有补益气血、祛风通络等功效。

补益气血

孕妇及经期女性不可食用此汤。

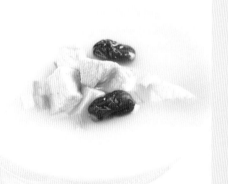

益母草红枣瘦肉汤

原料: 益母草20克,猪瘦肉200克,红枣6颗,盐适量。

做法: 1.益母草洗净;红枣洗净,去核。

2.猪瘦肉切块,用开水汆2分钟,去血水,捞出洗净。

3.益母草、红枣和猪瘦肉放入砂锅中,加入适量清水,大火煮沸转小火煲1小时,加盐调味即可。

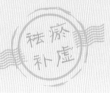

祛瘀补虚

红枣薏米百合汤

原料: 百合 20 克，薏米 100 克，红枣 4 颗。

做法: 1.薏米洗净，浸泡 4 小时；红枣洗净，去核。

2.百合洗净，掰成片；薏米放入砂锅中，加入适量清水，大火煮沸转小火煲 1 小时；再放入百合和红枣煮熟即可。

此汤具有补血养气、祛风除湿等功效。

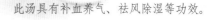

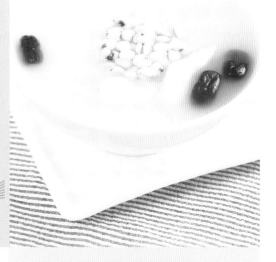

此汤有补肾益气、养颜美容的功效。

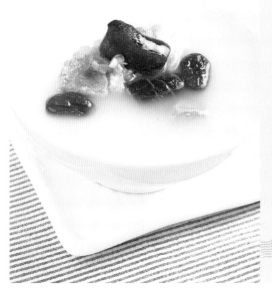

海参红枣羊肉汤

原料: 羊肉 300 克，海参 2 个，红枣 6 颗，葱适量，生姜适量，白胡椒粉适量，盐适量。

做法: 1.海参泡发，洗净，切片，用开水汆 1 分钟，捞出洗净。

2.羊肉洗净，切小块，用开水汆 3 分钟，去血水，捞出洗净。

3.红枣洗净，去核；葱洗净，切段；生姜洗净，切片。

4.将以上食材放入砂锅中，加水，大火煮沸转小火煲 2 小时，加白胡椒粉和盐调味即可。

桑葚

生津润燥

本草档案

- **别名**：桑葚子
- **性味**：性寒，味甘、酸
- **归经**：入肝经、肾经、心经
- **功效**：补血滋阴

捣汁饮，解中酒毒。酿酒服，利水气消肿。

——《本草纲目》

食材简介

　　桑葚是桑树的成熟果实，味甜汁多，是人们常食的水果之一。在桑葚成熟之后进行采收，去掉杂质，可以直接晒干食用或略蒸后再晒干食用，还可用来泡酒。中医认为，发为血之余，桑葚可滋补肝肾之阴血，故对乌发有一定的积极作用。

桑葚具有增强免疫力、促进新陈代谢等作用。

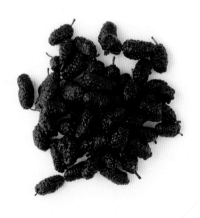

食之有道

- 不成熟的桑葚不宜食用，以免引起口腔溃疡和呕吐。
- 腹泻期间不宜过量食用桑葚。
- 适量桑葚和黄芪搭配泡水喝有补益气血的功效。

桑葚有助于提高免疫力、改善睡眠、延缓衰老、降血糖、降血脂、预防动脉粥样硬化，是一种理想的保健食品。可以将桑葚做成桑葚干，以方便保存和食用。常吃桑葚有助于防治脑出血、高血压、视网膜出血、慢性支气管炎等病症。

挑选与保存

挑选：完全成熟的桑葚是紫黑色的，甜度高，汁水丰富，口感也很好。新鲜的桑葚，它的果柄状态是坚挺的。不新鲜的桑葚，它的果柄会呈现出打蔫的状态。另外还要注意桑葚的果肉，果肉饱满且富有弹性的都是新鲜的。如果果肉不饱满，甚至已经干瘪了，这样的桑葚一般都是放久了的，口感不好。

保存：可以将桑葚直接放入冰箱冷藏保存，也可以放入保鲜盒内或用保鲜膜包好后再放入冰箱冷藏，但新鲜的桑葚不宜久放，还是应该尽快食用。

桑葚牛骨汤

功效： 滋阴补血

此汤有滋阴补血、益肾强筋的功效，适合骨质疏松症者和更年期
综合征者服用。对肝肾阴亏引起的失眠、头晕、耳聋、
神经衰弱等也有较好的效果。

原料

牛排骨 350 克

桑葚 30 克

枸杞子 30 克

生姜适量

盐适量

· 牛排骨斩块汆水；桑葚、枸杞子洗净泡软；生
姜切丝。

· 汤锅中加水，放入牛排骨、姜丝，大火烧沸后
撇去浮沫。

· 加入桑葚、枸杞子，改小火慢炖 2 小时后加盐
即可。

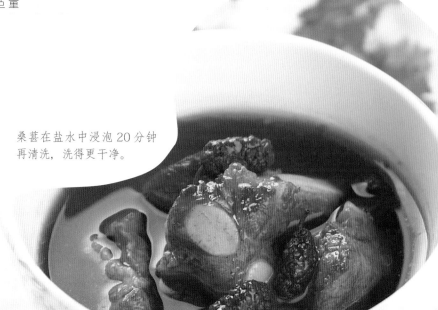

桑葚在盐水中浸泡 20 分钟
再清洗，洗得更干净。

桑葚桂圆甜汤

功效： 养肝滋肾

桂圆和桑葚同吃具有滋阴补血的效果，此汤可用于改善气血不足、心悸失眠等症状。

· 桑葚、桂圆清洗干净。

· 将桑葚和桂圆放入锅中，大火煮开，再小火煮20 分钟，加冰糖煮化即可。

原料

桑葚 30 克

桂圆 15 克

冰糖适量

可以加入适量淀粉，使汤品更浓稠。

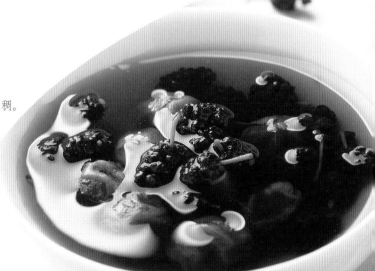

梨

润肺消痰

本草档案

- 别名：水梨
- 性味：性寒，味甘、微酸，无毒
- 归经：入肺经、胃经
- 功效：生津润燥

【释名】快果、果宗、玉乳、蜜父。

> 润肺凉心，消痰降火，解疮毒、酒毒。
> ——《本草纲目》

食材简介

梨的皮、叶、花、根均可入药，有润肺、消痰、清热、解毒等功效，素有"百果之宗"的称号。又因为梨鲜嫩多汁、酸甜适口，所以还有"天然矿泉水"之称，是人们喜爱的水果之一。

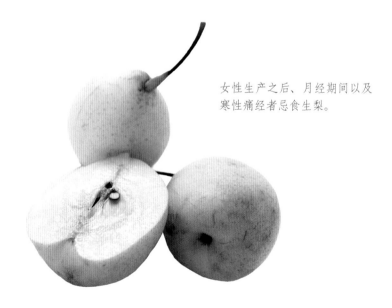

女性生产之后、月经期间以及寒性痛经者忌食生梨。

食之有道

- 梨中果酸较多，胃酸较多者不可多食。
- 梨性寒，肠病患者、肠胃溃疡患者等，要谨慎食用，尽量少吃。

梨，富含维生素和多种微量元素，能增强免疫力，还可以改善营养不良，促进消化。梨可以生吃，也可蒸食或煮汤。

挑选与保存

挑选：梨底部的凹陷，如果看起来较深而且周围光滑整齐，呈规则的圆形，则品质较好。形状端正的梨肉质细腻，口感脆且鲜嫩，汁液丰富，味道也很甜。如果梨皮看起来较厚，最好不要买，这种梨的肉质比较粗糙并且水分不多。

保存：可以放在冰箱冷藏保存，最好不要洗，不然容易坏。另外还可以放在阴凉通风处保存，但是都要尽快食用。

冰糖银耳雪梨汤

原料： 银耳 15 克，雪梨半个，冰糖适量。

做法： 1.银耳用温水浸泡，洗净，撕成小片；雪梨洗净，切块。
2.银耳和雪梨放入砂锅中，加冰糖和适量清水，大火煮沸转小火煲 1 小时即可。

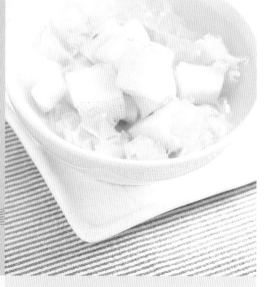

银耳单片越小，越容易煮出胶。

此汤具有滋阴润燥、养肺止咳等功效。

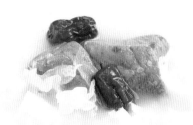

雪梨银耳猪肺汤

原料： 猪肺 200 克，银耳 10 克，雪梨 1 个，红枣 5 颗，生姜适量，料酒适量，盐适量。

做法： 1.猪肺洗净，切小块，用开水余 2 分钟，去血水，捞出洗净。
2.雪梨洗净，去皮，切块；银耳用温水浸泡，洗净，撕成小片；红枣洗净，去核；生姜洗净，切片。
3.猪肺、雪梨、银耳、红枣和姜片放入砂锅中，加入适量清水和料酒，大火煮沸转小火煲 1 小时，加盐调味即可。

竹沥芦根雪梨汤

原料: 芦根 60 克，竹沥 30 毫升，雪梨 1 个，冰糖适量。

做法: 1.芦根洗净；雪梨洗净，去皮，切块。

2.雪梨、冰糖、芦根放入砂锅中，加入适量清水，大火煮沸转小火煲 30 分钟；接着放入竹沥，再次煮沸即可。

此汤具有生津止渴、清肺热等功效。

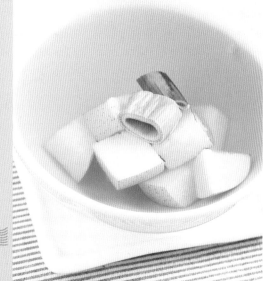

生津止渴

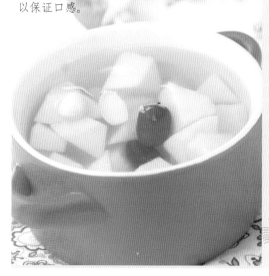

百合最好晚于雪梨和红枣放入锅中，以保证口感。

雪梨百合红枣汤

原料: 百合 10 克，雪梨 1 个，红枣 4 颗，冰糖适量。

做法: 1.将雪梨洗净，去皮除核，切块；红枣洗净；百合洗净，掰成片。

2.锅中加适量水，大火烧沸，放入雪梨块、百合、红枣，水开后再改小火煲约 1 小时，最后加冰糖调味即可。

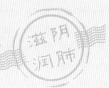

滋阴润肺

············· **菌藻类** ·············

海带

清热化痰

本草档案

- **别名**：海草
- **性味**：性寒，味咸，无毒
- **归经**：入胃经
- **功效**：生津润燥

> 催生，治妇人病，及疗风下水。治水病瘿瘤，功同海藻。
>
> ——《本草纲目》

食材简介

海带主要是自然生长，也有人工养殖，有"长寿菜""海上之蔬""含碘冠军"等美誉。海带营养丰富，含有丰富的碘、钙等，有辅助治疗甲状腺肿大之功效，同时还有降血脂、降血糖、抗肿瘤、排铅解毒等多种功效。海带既可以凉拌食用，也可以炒食、炖食。

海带中的膳食纤维有助于促进肠道蠕动，改善便秘症状。

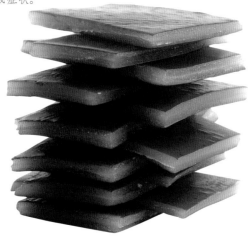

食之有道

▪ 鲜海带浸泡 6 小时即可，浸泡时间过长，营养价值会降低。

▪ 甲亢患者不宜吃海带。

▪ 吃海带后马上喝茶不利于海带中铁的吸收。

　　海带含有丰富的钙，经常食用会增加人体对钙的吸收。海带上附着的一层像是白霜的物质为甘露醇，是一种药用物质，具有降低血压、利尿和消肿的作用。

挑选与保存

　　挑选：海带会分泌黏液，黏液越多，海带就越新鲜。如果黏液较少，说明海带已经被清洗过或不新鲜了。发黄的海带会有斑点，说明已经变质了。如果海带闻起来没有海腥味，却有一股刺鼻的味道，说明泡过化学药水，不可购买。

　　保存：新鲜的海带应该用保鲜袋装好，放入冰箱冷藏或者冷冻，防止变质。

冬瓜海带汤

功效： 消肿利尿、健脾益胃

冬瓜和海带都具有清肺化痰的效果，两者一起煎汤，有利于润肺、化痰、止咳。此汤还有利尿消肿的功效，有利于减轻肢体水肿。但是胃肠功能较弱的人群要避免食用，以免加重胃肠道负担，出现腹泻、腹痛等不适症状。

原料

冬瓜 200 克

海带 50 克

花生油适量

葱适量

盐适量

· 冬瓜去皮，洗净，切片；葱洗净，切末；海带泡发，洗净，切丝。

· 锅中加入适量花生油，待油热时，放入葱末和海带翻炒，然后加入适量清水，大火煮沸转小火煲30分钟；再放入冬瓜煮熟，加盐调味即可。

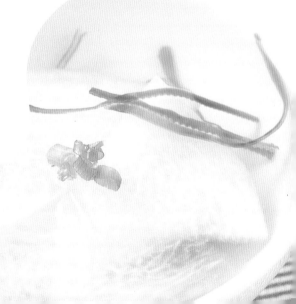

此汤清淡可口，健康营养，尤其适合夏季食用。

腔骨海带汤

功效： 补钙壮骨、滋阴清热

此汤有助于补钙、调节血压，对高血压患者以及预防骨质疏松有好处。但是此汤不适合高脂血症、甲亢等人群，容易导致病情加重。

· 腔骨洗净，斩块，用开水余5分钟，去血水，捞出洗净。

· 海带泡发，洗净，切条；胡萝卜洗净，切成片；八角洗净；生姜洗净，切片。

· 腔骨、海带、八角和姜片放入砂锅中，加入适量清水，大火煮沸转小火煲2小时；接着放入胡萝卜煮熟，加盐调味即可。

原料

腔骨 300 克

海带 50 克

胡萝卜半根

八角适量

生姜适量

盐适量

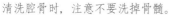

清洗腔骨时，注意不要洗掉骨髓。

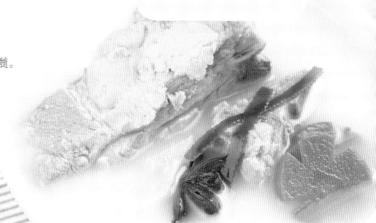

香菇

健体益智

本草档案

- 别名：香覃
- 性味：性平，味甘、无毒
- 归经：入胃经
- 功效：健胃助食

> 益气不饥，治风破血。
>
> ——《本草纲目》

食材简介

香菇被誉为"菇中皇后"，素有"山珍"之称，其肉质肥厚细嫩，味道鲜美，香气独特，营养丰富，是一种食药同源的食物，具有很高的营养、药用和保健价值。香菇含有的钙、磷、钾、铁等矿物质元素，对贫血、气血亏虚等症有调理作用。

香菇对提高机体免疫功能有一定的效果。

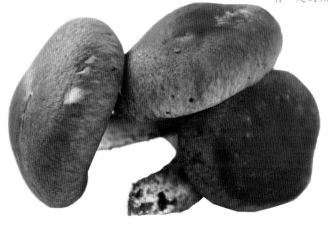

食之有道

- 香菇为高嘌呤食物，痛风患者不宜食用。
- 香菇膳食纤维含量丰富，消化功能较弱的人食用过多会加重肠胃负担。

香菇可增强脾胃功能，还具有清热解毒的功效。香菇中所含的微量元素及丰富的维生素可以美容养颜，促进血液循环，滋养皮肤，使肌肤红润、富有弹性。

挑选与保存

挑选：优质的新鲜香菇，菇盖圆润完整，肥厚有光泽。干香菇宜选择完好无损，形状规则圆润的。新鲜的香菇有淡淡的香气，干香菇有浓郁的香气。如果闻不到香味，或是有霉味、臭味等异味，不可购买。

保存：新鲜的香菇可以用保鲜膜包起来，或装进保鲜袋里，放入冰箱冷藏保存。干香菇应该用保鲜袋或保鲜盒装起来，可以放入一些食品干燥剂，密封后保存在阴凉处。

山药香菇鸡汤

功效： 健脾养胃、改善食欲

此汤有温补的功效，易于肠胃的吸收，可以提高免疫力，脾胃虚弱、倦怠无力、食欲不振者饮用此汤，症状可以得到很大的改善。

原料

山药 200 克

鸡肉 300 克

香菇 50 克

胡萝卜 1 根

葱适量

料酒适量

盐适量

· 山药、胡萝卜洗净去皮，切滚刀块；香菇洗净，去蒂，划十字刀；鸡肉洗净，剁小块；葱切成葱花。

· 鸡块放沸水中汆烫，去除血水后再冲干净。

· 将鸡块放锅内，加入香菇、料酒、盐和适量水，大火煮沸后改小火，煮 20 分钟后加入胡萝卜和山药，煮熟后撒上葱花即可。

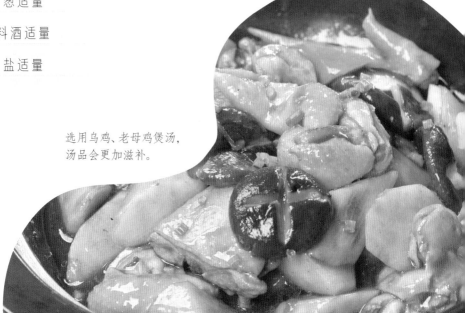

选用乌鸡、老母鸡煲汤，汤品会更加滋补。

冬瓜山药香菇腰片汤

功效： 利水除湿、除烦止渴

山药健脾开胃、促进消化，冬瓜利水祛湿。此汤具有健脾利水的功效，适合食欲不振、水肿胀满者食用。

- 冬瓜去皮，洗净，切片；猪腰洗净，切成两半，剔除筋膜后切成腰花，用开水余2分钟，去血水，捞出洗净。

- 山药洗净，去皮，切块；香菇洗净，切条。

- 生姜洗净，切片；葱洗净，切段。

- 猪腰、香菇、葱段和姜片放入砂锅中，加入适量清水，大火煮沸转小火煲1小时；接着放入冬瓜和山药煮熟，加盐调味即可。

原料

冬瓜 250 克

猪腰 100 克

山药 20 克

香菇 20 克

生姜适量

葱适量

盐适量

此汤具有补肾强腰、祛湿利水的功效。

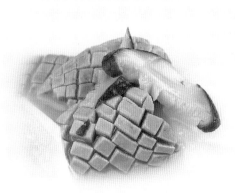

········· **肉蛋类** ·········

羊肉

补中益气

本草档案

- 别名：羖肉
- 性味：性大热，味苦、甘，无毒
- 归经：入肺经、胃经、肾经
- 功效：温补气血

【释名】羖亦作羧。羝（音低）。

> 缓中，字乳余疾，及头脑大风汗出，虚劳寒冷，补中益气，安心止惊。
>
> ——《本草纲目》

食材简介

羊肉肉质细腻，适宜于冬季食用，故被称为"冬令补品"。羊肉为家常的肉品之一，有山羊肉、绵羊肉、野羊肉之分，日常生活中我们吃的多是绵羊肉。绵羊肉具有补养的作用，适合产妇、病人食用。

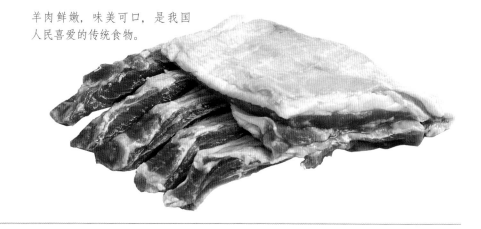

羊肉鲜嫩，味美可口，是我国人民喜爱的传统食物。

食之有道

- 有咽喉肿痛、眼睛红、牙龈肿痛等上火症状的人不宜吃羊肉。
- 吃羊肉的时候一定要煮熟，孕妇尤其要注意。

羊肉含有丰富的蛋白质，在秋冬季节吃羊肉，既能抵御风寒，又可滋补身体，温补脾胃肝肾。

挑选与保存

挑选：优质羊肉色泽淡红，肉不粘手，脂肪呈白色或微黄色。如果羊肉颜色暗淡，脂肪缺乏光泽，用手按压后，凹陷复原慢，并且不能完全恢复到原状，这就表明羊肉已经不新鲜了，不宜选购。

保存：羊肉可以用保鲜膜包裹严实后，放入冰箱冷藏或冷冻保存，但是时间久了会变得不新鲜，所以还是要尽快食用。

胡萝卜羊肉汤

功效： 补虚益气、温脾散寒

此汤可以起到祛寒保暖、润肤养颜的功效，还能改善手脚冰冷的症状。
腰膝酸软、困倦乏力、脾胃虚寒者饮用此汤更为适宜。

原料

羊肉 300 克

胡萝卜 1 根

生姜适量

葱适量

花椒适量

料酒适量

盐适量

· 胡萝卜洗净，切块；生姜洗净，切片；葱洗净，切段。

· 羊肉洗净，切小块，用开水汆 3 分钟，去血水，捞出洗净。

· 羊肉、姜片、葱段和花椒放入砂锅中，加清水和料酒，大火煮沸转小火煲 2 小时，接着加入胡萝卜再煮 20 分钟，加盐调味即可。

此汤具有健脾补虚、温阳散寒的功效。

清汤羊肉汤

功效： 补肾壮阳、祛寒暖胃

此汤可以温阳散寒、补益气血、温胃健脾、温补肝肾。羊肉中含有丰富的蛋白质、脂肪和维生素，适合气血不足、身体瘦弱、病后体虚等人群食用。

- 羊肉切片，用开水汆3分钟，去血水，捞出洗净。

- 白萝卜洗净，切成滚刀块；枸杞子洗净；生姜洗净，切片。

- 羊肉、枸杞子和姜片放入砂锅中，加入适量清水，大火煮沸转小火煲2小时；接着加入白萝卜煮20分钟，加盐调味即可。

原料

羊肉 300 克

白萝卜 300 克

枸杞子 10 克

生姜适量

盐适量

此汤可以改善手脚冰冷的症状。

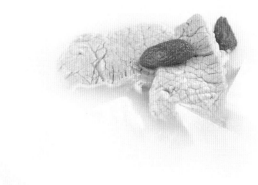

牛肉

补中益气

本草档案

- **性味**：性温，味甘，无毒
- **归经**：入脾经、胃经
- **功效**：滋补脾胃

【释名】[时珍曰] 按许慎云：牛，件也。

安中益气，养脾胃。补益腰脚，止消渴及唾涎。

——《本草纲目》

食材简介

牛肉蛋白质含量高，脂肪含量较低，味道鲜美，受人喜爱，享有"肉中骄子"的美称。牛肉中的氨基酸组成比猪肉更接近人体需要，能提高机体抗病能力。而且寒冬食牛肉，有暖胃作用，为寒冬补益佳品。

牛肉为发物，患疥疮、湿疹、痘疹、瘙痒者慎食。

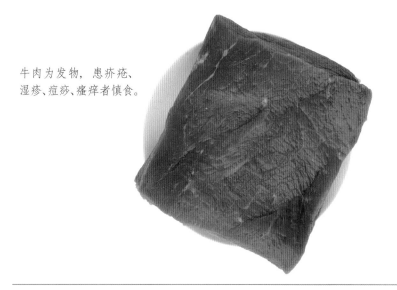

食之有道

- 老人、小孩等消化能力较弱的人群应适量食用。
- 牛肉属于高蛋白食品，肾炎患者不可多食。

牛肉可增强免疫力，促进蛋白质的新陈代谢和合成，有助于紧张训练后的身体恢复。经常吃牛肉还能起到补铁、补血的作用，能有效预防贫血。

挑选与保存

挑选：如果指压牛肉后，凹陷恢复很慢甚至不能恢复，就可能是变质肉。新鲜的牛肉表面微干或微湿润，不粘手，有鲜肉的气味。变质的肉有一股氨味或酸味，且摸起来粘手，外表干燥，但有些注水严重的肉也不粘手，可见外表呈水湿样，不宜购买。

保存：可将牛肉切成小块状，放入冰箱冷冻保存，每次食用时取出一小块解冻即可。

土豆番茄牛肉汤

功效： 生津止渴、补中益气

番茄有生津止渴、健胃消食、清热解毒的效果。此汤不仅有暖胃的作用，还可以促进食欲，补气养血。

原料

土豆 100 克

牛肉 150 克

番茄 1 个

生姜适量

酱油适量

淀粉适量

花生油适量

白糖适量

盐适量

· 牛肉洗净，切小块，加入淀粉、酱油、花生油拌匀，腌制 15 分钟。

· 番茄用开水烫一下，去皮，切块；土豆洗净，去皮，切块；生姜洗净，切片。

· 锅中倒入适量花生油烧热，倒入番茄大火快炒至稍软；在锅中注入适量清水，再倒入土豆和姜片，大火煮沸转小火煲至番茄和土豆熟透。

· 倒入腌好的牛肉，搅匀，加入白糖和盐调味，煮至牛肉熟透即可。

常喝此汤可以提高身体抵抗力。

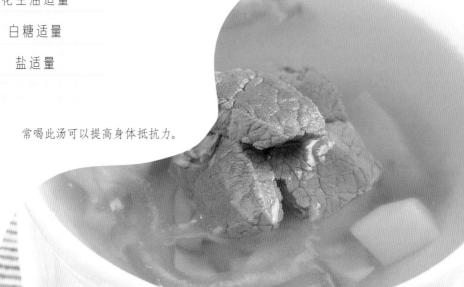

番茄黄豆牛骨汤

功效： 生津止渴、补中益气

此汤有补充营养、健脾养胃的功效，对骨质疏松、骨质软化的情况也有一定的改善作用。汤中还含有丰富的蛋白质、维生素、脂肪等营养物质，可以健脾开胃、促进钙吸收。

· 黄豆用温水浸泡 30 分钟；番茄用开水烫一下，去皮，切块；胡萝卜、土豆洗净，去皮，切块；生姜洗净，切片。

· 牛肉切块，用开水汆 3 分钟，去血水，捞出洗净；牛骨用开水汆 5 分钟，去血水，捞出洗净。

· 牛肉、牛骨、黄豆和姜片放入砂锅中，加入适量清水，大火煮沸转小火煲 2 小时；再放入番茄、胡萝卜和土豆煮熟，加盐调味即可。

原料

牛肉 200 克

牛骨 500 克

黄豆 50 克

土豆 120 克

番茄 1 个

胡萝卜 1 根

生姜适量

盐适量

黄豆富含蛋白质及矿物质，对脑细胞发育有好处。

猪肉

补肾滋阴

本草档案

- **性味**：性凉，味酸，无毒
- **归经**：入脾经、胃经、肾经
- **功效**：补虚强身

【释名】猪，豚，豯，彘，豶。[时珍曰] 按许氏说文云：豕字象毛足而后有尾形。

疗狂病久不愈。

——《本草纲目》

食材简介

　　猪肉含有丰富的蛋白质、钙、铁等营养成分，有补虚强身、滋阴润燥等功效，是日常生活的主要肉类食品之一。猪肉因为纤维较为细软，结缔组织较少，肌肉组织中含有较多的肌间脂肪，所以在经过烹调加工后味道会很鲜美。

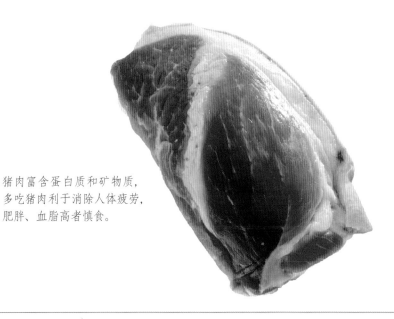

猪肉富含蛋白质和矿物质，多吃猪肉利于消除人体疲劳，肥胖、血脂高者慎食。

食之有道

- 猪肉中含有较多的脂肪，食用过多会增加血液中的胆固醇和甘油三酯水平，对高血压和心脏病患者较为不利。
- 不宜用热水浸洗猪肉，以免损失猪肉的营养成分。

猪肉可以为人体提供优质的蛋白质和必需的脂肪酸，同时还能改善缺铁性贫血，阴虚不足、贫血、营养不良者食用效果更为明显。但是湿热痰滞内蕴者、外感病人忌食，肥胖、血脂较高、高血压者慎食。

挑选与保存

挑选：健康新鲜的猪肉，瘦肉部分应该呈现出红色或者粉红色，光泽比较鲜艳，流出的液体较少。脂肪部分应该是白色或者乳白色，而且质地比较坚硬。新鲜猪肉的弹性比较好，手指按上去产生的压痕会很快弹回来，而病猪和不新鲜的猪肉弹性都会下降，这类的猪肉不宜购买。

保存：如果吃不完可以切成小块，分别装入保鲜袋，再放入冰箱冷冻或冷藏保存。

核桃仁莲子瘦肉汤

功效： 健脑益智

此款汤水有固肾、益精、健脑的功效，消化不良以及
需要限制脂肪摄入的人群慎用。

原料

核桃仁 20 克

猪瘦肉 200 克

莲子 50 克

生姜适量

盐适量

· 核桃仁洗净；猪瘦肉切块，用开水汆 2 分钟，
去血水，捞出洗净。

· 莲子用温水浸泡 1 小时；生姜洗净，切片。

· 核桃仁、猪瘦肉、莲子和姜片放入砂锅中，加
入适量清水，大火煮沸转小火煲 1 小时，加盐
调味即可。

莲子心味道较苦，但清火作用
较高，煲汤时宜保留。

鹿茸人参瘦肉汤

功效： 壮元阳、补气血、益精髓

此汤有补气养血、补肾壮阳、健脾益肺、安神益智等多种功效，可以改善乏力气短、失眠多梦等症状，对于提高身体免疫力、增强体质都有积极的作用。

· 鹿茸、人参分别洗净；猪瘦肉切块，用开水氽 2 分钟，去血水，捞出洗净。

· 鹿茸、人参和猪瘦肉放入砂锅中，加入适量清水，大火煮沸转小火煲 1 小时，加盐调味即可。

原料

鹿茸 5 克

人参 5 克

猪瘦肉 300 克

盐适量

此汤是产后妈妈或老年体虚者的一道食疗佳品。

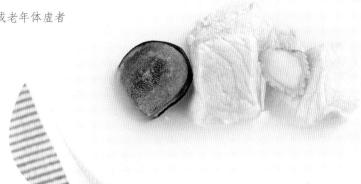

鸽肉

调经益气

本草档案

- **性味**：性平，味咸，无毒
- **归经**：入肾经
- **功效**：补肝壮肾

【释名】鹁鸽、飞奴。
[时珍日]鸽性淫而
易合，故名。鹁者，
其声也。

> 解诸药毒，及人、马久患疥，食之立愈。
> ——《本草纲目》

食材简介

民间有"一鸽胜九鸡"的说法，鸽肉为肉中之精品，补养身体的作用较好，与药物配合使用，滋补效果更佳。

鸽肉是补虚佳品，宜炖食。

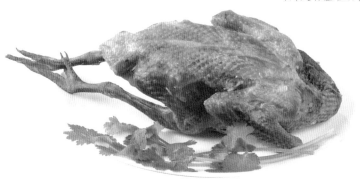

食之有道

- 在烹饪鸽肉时，建议选择炖、煮、蒸等低脂低油的烹饪方式，避免油炸、烧烤等高油高热的烹饪方式，以保持鸽肉的营养价值。
- 在食用鸽肉时，可以搭配一些蔬菜、豆类等食材，以丰富营养摄入。

鸽肉有补肝壮肾、益气补血、清热解毒、生津止渴等功效，贫血的人食用后有助于恢复健康。另外，乳鸽的骨内含有丰富的软骨素，可与鹿茸中的软骨素相媲美，经常食用，具有改善皮肤细胞活力、增强皮肤弹性、改善血液循环等功效。

挑选与保存

挑选：要先看肉质够不够红润，有没有出现皱皮的现象，还要看鸽子的爪子是不是呈现红色，肉质越紧致的鸽肉就越新鲜。另外，如果闻出有异味，不可以购买。

保存：鸽肉保存时间不宜过长，应该尽快吃完，如果吃不完可以用保鲜膜裹好放入冰箱冷藏保存。

鸽肉百合银耳汤

功效： 滋阴补气、清心安神

此汤中的百合可以滋阴补肾，有清心安神的作用，银耳可以清肝护胃、通便解毒，鸽肉有滋阴益气的功效。饮用此汤可以润肺明目、补虚强筋。

原料

鸽子 1 只

百合 20 克

麦冬 20 克

银耳 20 克

盐适量

· 鸽子去毛，去内脏，洗净，斩件，用开水氽 3 分钟，去血水，捞出洗净。

· 百合洗净，掰成片。

· 麦冬洗净；银耳用温水浸泡，洗净，撕小片。

· 鸽肉、百合、麦冬和银耳放入砂锅中，加入适量清水，大火煮沸转小火煲 2 小时，加盐调味即可。

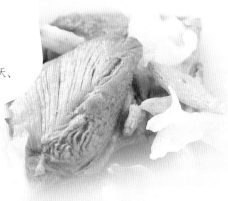

鸽肉一年四季可食，以春天、夏初时节较为肥美。

鸽子瘦肉汤

功效： 滋肾益气、益精血

鸽肉更易于消化，具有滋补益气、祛风解毒的功效。此汤可以补血养血、增加皮肤弹性、改善血液循环，对病后体弱、血虚闭经、头晕神疲、记忆衰退等症状有很好的补益作用。

· 鸽子去毛，去内脏，洗净，斩件，用开水汆3分钟，去血水，捞出洗净。

· 猪瘦肉洗净，切块。

· 桂皮洗净，沥干水分；姜洗净，切片。

· 鸽子肉、猪瘦肉、桂皮和姜片放入砂锅中，加入适量清水，大火煮沸转小火煲2小时，加盐调味即可。

原料

鸽子1只

猪瘦肉150克

桂皮5克

姜3克

盐适量

老鸽较适合煲汤，乳鸽较适合炒或烤。

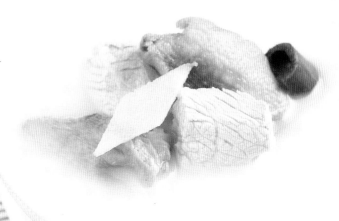

鸭肉

滋阴清热

本草档案

- **性味**：性凉，味甘，微毒
- **归经**：入肺经、胃经、脾经、肾经
- **功效**：滋阴补血

【释名】鸭。[时珍曰]鹜通作木。鹜性质木，而无他心，故庶人以为贽。

解丹毒，止热痢。

——《本草纲目》

食材简介

人们常言"鸡鸭鱼肉"四大荤，鸭肉中含有的蛋白质要比畜肉高，而且脂肪含量适中且分布较均匀。鸭肉中还含有较为丰富的烟酸，是构成人体内两种重要辅酶的成分之一，对防治心脑血管疾病有益。

在烹调鸭肉时，需要完全煮熟再食用。

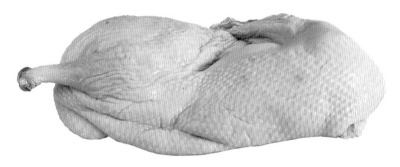

食之有道

- 肥胖及过敏体质者应少吃鸭肉。
- 适合阴虚体质者食用。
- 适宜营养不良、产后或病后体虚者食用。
- 一次性不宜食用过多。

鸭肉有大补虚劳、补血行水、养胃生津、清热健脾等功效，体质虚弱的人经常吃鸭肉，不仅能补足身体所需的营养，还能调养脾胃，从而提高身体对于营养的吸收和利用。

挑选与保存

挑选：好的鸭肉香味四溢，质量较差的鸭肉可以从其腹腔内闻到腥霉味，如果闻到很浓的异味，则说明鸭肉已经变质。新鲜的鸭肉，形体一般为扁圆形，腿部的肉摸上去结实，如果鸭肉摸上去松软，腹腔潮湿或有霉点，则不建议购买。

保存：可将鸭肉装进保鲜袋内，放入冰箱冷冻保存。

蛤蜊冬瓜水鸭汤

功效： 温中益气、滋肝养气

此汤有滋五脏之阳、清虚劳之热、补血行水、养胃生津的功效，既能补水，又可以补充优质蛋白。鸭肉味美，但体质虚寒、感冒的人应当少食。

原料

蛤蜊 100 克

冬瓜 200 克

荸荠 10 个

水鸭 1 只

生姜适量

盐适量

· 蛤蜊浸泡在清水中，吐沙洗净。

· 水鸭去毛，去内脏，洗净，斩件，用开水汆3 分钟，去血水，捞出洗净。

· 冬瓜去皮，洗净，切片；荸荠去皮，切片；生姜洗净，切片。

· 水鸭和姜片放入砂锅中，加入适量清水，大火煮沸转小火煲 2 小时；再放入蛤蜊、冬瓜、荸荠，继续煮 20 分钟，加盐调味即可。

烹制蛤蜊时可不加味精，盐也应少放，以免鲜味受损。

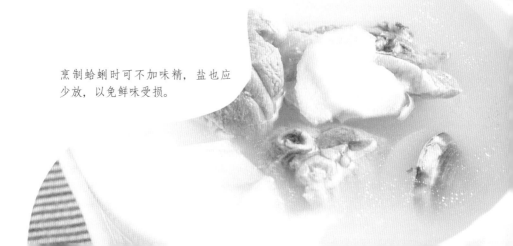

老鸭栗子汤

功效： 清热润肺、生津化痰

老鸭肉是秋天润肺的首选，板栗可以养胃健脾。此汤能益气补脾、补肾强筋、和胃润肺。

· 老鸭去毛，去内脏，洗净，斩件，用开水氽3分钟，去血水，捞出洗净。

· 栗子去壳、皮；生姜洗净，切片。

· 陈皮用温水浸泡5分钟，除去果皮瓤，洗净，撕条。

· 将老鸭、栗子、陈皮和姜片放入砂锅，加入适量清水，大火煮沸转小火煲2小时，加盐调味即可。

原料

陈皮5克

老鸭1只

栗子5颗

生姜适量

盐适量

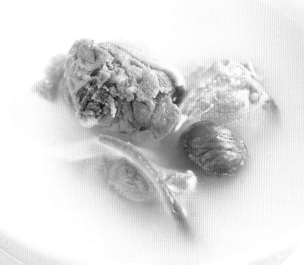

此汤是秋冬滋补的佳品。

鸡肉

益气养血

本草档案

- **性味**：性微温，味甘、无毒
- **归经**：入脾经、胃经
- **功效**：补精填髓

【释名】烛夜。[时珍曰]按徐铉云：鸡者稽也，能稽时也。

女人崩中漏下，赤白沃。补虚温中止血。
——《本草纲目》

食材简介

鸡的肉质细嫩，味道鲜美并富有营养，可以滋补养身。另外鸡肉的消化率很高，容易被人体吸收利用，有增强体力、强壮身体的作用。

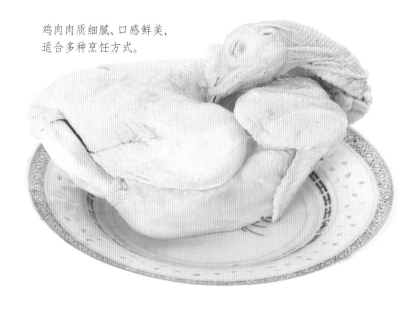

鸡肉肉质细腻、口感鲜美，适合多种烹饪方式。

食之有道

- 鸡皮中脂肪含量较高，不宜过量食用。
- 鸡肉性微温，不适宜外感发热或胃热较盛等实证、热证的人食用。

鸡肉中的蛋白质含量是根据部位、带皮和不带皮区别的，含量较高的为去皮的鸡胸肉和鸡腿肉。减肥的人群适合食用鸡胸肉以及鸡腿肉，鸡皮存在大量的脂类物质，减重期最好不吃。

挑选与保存

挑选：新鲜的鸡肉肉质紧密，颜色呈干净的粉红色且富有光泽，鸡皮呈米色且有光泽和张力，毛囊突出。不要挑选肉和皮的表面比较干，或者含水较多、脂肪稀松的鸡肉。

保存：新鲜的鸡肉很容易变质，所以应尽快吃完。如果吃不完可用保鲜袋装好放入冰箱冷冻保存。

杜仲栗子鸡腿汤

功效： 补肾益肝、补中益气

杜仲可以补肝肾、强筋骨；栗子有养胃健脾、补肾强筋的效果；鸡肉温中益气。此汤有补肾健体的功效。

原料

鸡腿 250 克

杜仲 15 克

枸杞子 10 克

栗子 6 颗

生姜适量

盐适量

· 鸡腿洗净，切块，用开水余3分钟，去血水，捞出洗净。

· 杜仲和枸杞子洗净；栗子去壳、皮；生姜洗净，切片。

· 鸡腿、杜仲、枸杞子、栗子和姜片放入砂锅中，加入适量清水，大火煮沸转小火煲2小时，加盐调味即可。

杜仲是甘温之品，入汤可降血压、安胎。

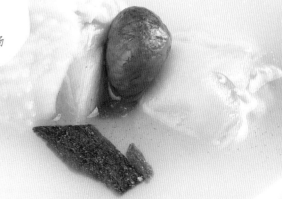

当归黄芪土鸡汤

功效： 益气养血、调经

黄芪有补中益气的功效，可以促进人体的血液循环。鸡肉中含有丰富的铁元素，有滋阴补血的效果。此汤具有气血双补、缓中补虚、固肾调经的功效，可以补益肾精，增强人体免疫力。

- 黄芪、当归分别洗净；土鸡去毛，去内脏，斩件，用开水氽3分钟，去血水，捞出洗净。
- 鸡肉、黄芪和当归放入砂锅中，加入适量清水，大火煮沸转小火煲2小时，加盐调味即可。

原料

黄芪 30 克

当归 20 克

土鸡 1 只

盐适量

当归被尊为"血中圣药"，适用于血虚体质者。

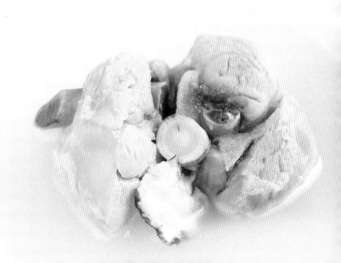

水产类

甲鱼

滋阴补肾

本草档案

- 别名：鳖
- 性味：性平，味甘，无毒
- 归经：入肝经
- 功效：健脾健胃

【释名】团鱼、神守。
[时珍曰]鳖行蹩躠，
故谓之鳖。

> 伤中益气，补不足。
>
> ——《本草纲目》

食材简介

甲鱼，自古以来就被人们视为滋补的营养保健品。据《本草纲目》记载，甲鱼肉有滋阴补肾、清热消瘀、健脾养胃等多种功效，可治虚劳盗汗、阴虚阳亢、腰酸腿疼、久病泄泻等症。

甲鱼虽然滋补，但一次不可过量食用，以免引起上火、消化不良等不适。

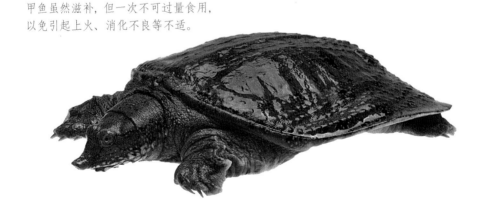

食之有道

- 甲鱼的头部、皮以及内脏都是不宜食用的部位。
- 患有消化系统疾病如胃炎、肠炎、胃溃疡、胆囊炎的人，不宜食用甲鱼。

甲鱼肉具有鸡、鹿、牛、羊、猪5种肉的美味，所以素有"美食五味肉"的美称。它不但味道鲜美、高蛋白、低脂肪，而且是含有多种维生素和微量元素的滋补珍品，能够增强身体的抗病能力，调节人体的内分泌功能，自古以来就被人们视为滋补的营养保健品。

挑选与保存

挑选：外形完整，肌肉肥厚，腹甲有光泽，背胛肋骨模糊，裙厚而上翘，四腿粗而有劲，动作敏捷的为优等甲鱼。活动不灵活、四脚微动甚至不动的为劣等甲鱼。

保存：处理过的甲鱼应当装入保鲜盒中，放入冰箱冷藏保存。

甲鱼煲百合

功效： 滋阴补血、养阴润肺

百合有润肺止咳、清心安神的功效，甲鱼有养阴的作用。
此汤可以缓解骨蒸劳嗽等症。

原料

甲鱼1只

百合50克

胡萝卜半根

葱适量

姜适量

香油适量

盐适量

· 将甲鱼宰杀，去除内脏后洗净，大火煮至能揭开甲鱼盖时捞出，去血水后洗净，将甲鱼盖和裙边一起撕下，将头、脖、四肢切开。

· 百合洗净，掰成片；姜洗净，切片；葱洗净，切段。

· 把处理好的甲鱼连同甲鱼盖和裙边放入砂锅中，加入清水和姜片，大火煮沸转小火煲1小时，接着加入百合和胡萝卜再煮20分钟，加入葱段、香油和盐即可。

此汤尤其适合在秋分时节食用。

枸杞子甲鱼汤

功效： 滋阴补血、补肝益肾

此汤有滋阴补肾、清热益气、降血脂、降血压等功效，
适合气血不足、肾虚乏力者服用。

- 将甲鱼宰杀，去除内脏后洗净，用开水煮至能揭开甲鱼盖时捞出，去血水后洗净，将甲鱼盖和裙边一起撕下，然后将头、脖、四肢切开。

- 枸杞子、女贞子分别洗净。

- 姜洗净，切片；葱洗净，切段。

- 把处理好的甲鱼连同甲鱼盖和裙边放入砂锅中，加入清水和姜片，大火煮沸转小火煲1小时；接着加入枸杞子和女贞子再煮20分钟，加入葱段和盐即可。

原料

甲鱼 1 只

枸杞子 10 克

女贞子 10 克

葱适量

姜适量

盐适量

此汤有温肾补阳、滋阴补血的功效。

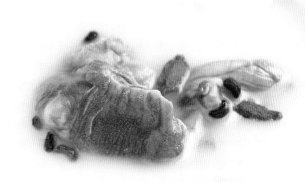

鲫鱼

明目益智

本草档案

- 别名：鲫瓜子
- 性味：性温，味甘，无毒
- 归经：入脾经、胃经、大肠经
- 功效：增强抗病能力

【释名】鲋鱼。[时珍曰]按陆佃《埤雅》云：鲫鱼旅行，以相即也，故谓之鲫；以相附也，故谓之鲋。

> 主胃弱不下食，调中益五脏。
>
> ——《本草纲目》

食材简介

鲫鱼通常生长在池塘、湖泊以及河流等淡水水域。鲫鱼肉味鲜美、营养价值高，蛋白质含量多，脂肪含量少，是鱼中上品，但是刺细小且多。

鲫鱼清蒸或做汤营养效果较好，煎炸则影响其食疗功效。

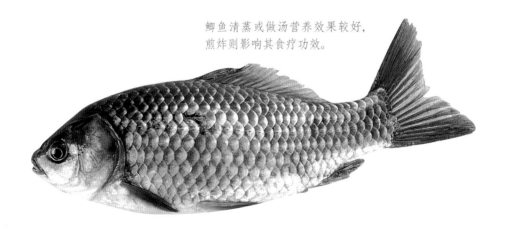

食之有道

- 在处理鲫鱼的时候，鱼肚内的一层黑膜要去除干净，以减轻腥味。
- 痛风患者不宜喝鱼汤。
- 感冒发热期间尽量避免食用鲫鱼。

对于鲫鱼的功效，中医有"调味充肠……诸鱼中唯此可常食"的记载。脾胃虚弱者和食欲不振者经常喝点鲫鱼汤，能增强脾胃的生理功能，提高身体的免疫力。鲫鱼红烧、清蒸、煲汤均可，但最好煲汤食用。鲫鱼汤呈乳白色，滋味鲜美，营养价值也比较高。

挑选与保存

挑选：新鲜的鲫鱼眼睛略凸，眼球黑白分明，不新鲜的则是眼睛凹陷、眼球浑浊。身体扁平、色泽偏白的鲫鱼，肉质会比较鲜嫩。体型过大、颜色发黑的鲫鱼不宜购买。

保存：处理过的鲫鱼如果吃不完，应当装入保鲜袋或者保鲜盒，放入冰箱冷冻保存。

鲫鱼豆腐汤

功效： 益气养血、健脾胃

鲫鱼可以益气养血、健脾宽中、催乳下奶，豆腐中蛋白质含量较高。
此汤对于产后康复及乳汁分泌有很好的促进作用。

原料

豆腐 200 克

鲫鱼 1 条

生姜适量

料酒适量

盐适量

· 豆腐切薄片；鲫鱼去除鳞、内脏和鳃，洗净，切块；生姜洗净，切片。

· 鲫鱼和姜片放入砂锅中，加入适量清水和料酒，大火煮沸转小火煲 30 分钟；再放入豆腐煮熟，加盐调味即可。

常喝此汤可以缓解疲劳、调节身体机能。

陈皮鲫鱼汤

功效： 益气养血、健脾胃

鲫鱼有健脾利湿、和中开胃、活血通络、温中下气的效果。
此汤对脾胃虚弱者有很好的滋补食疗作用。

· 鲫鱼去除鳞、内脏和鳃，洗净，切块。

· 陈皮用温水浸泡5分钟，除去果皮瓤，洗净，
  撕条。

· 生姜洗净，切片；葱洗净，切段。

· 鲫鱼、陈皮、葱段和姜片放入砂锅中，加入
  适量清水和料酒，大火煮沸转小火煲1小时，
  加白胡椒粉和盐调味即可。

原料

陈皮5克

鲫鱼1条

白胡椒粉适量

葱适量

生姜适量

料酒适量

盐适量

还可以加入砂仁，理气健脾功效更甚。

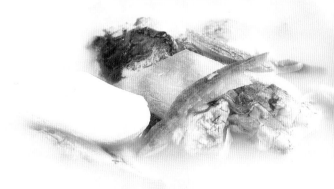

·········· 中药类 ··········

人参

养血生津

本草档案

- 别名：棒槌
- 性味：性微温，味甘、微苦
- 归经：入脾经、肺经、心经、肾经
- 功效：补气固脱、健脾益肺

【释名】人葠。或省作葠。[时珍曰]人葠年深，浸渐长成者，根如人形，有神，故谓之人葠、神草。

补五脏，安精神，定魂魄，止惊悸，除邪气，明目开心益智。久服轻身延年。
——《本草纲目》

食材简介

由于人参根部肥大，形状像纺锤，经常有分叉，全貌很像人的头、手、足和四肢，所以其被称为人参。人参被列为"东北三宝"之首，是驰名中外的名贵药材，有"百草之王"的称呼。人参的浸出液可以被皮肤缓慢吸收，能扩张皮肤毛细血管，促进皮肤血液循环，增加皮肤营养，调节皮肤的水油平衡，防止皮肤脱水、硬化、起皱，还可以增强皮肤弹性，使细胞获得新生。

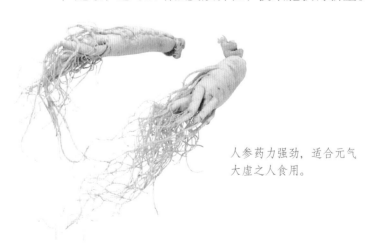

人参药力强劲，适合元气大虚之人食用。

食之有道

- 人参虽然营养价值很高，但是不宜长期服用。
- 人参补气而助火，食用人参时可配伍天冬、地黄等凉润之品。
- 健康儿童和青壮年不宜食用人参。

人参适用的几种情况：脾气不足导致的食少倦怠、呕吐泄泻；肺气虚弱所致的气短喘促、咳嗽无力；心气虚衰导致的失眠多梦、惊悸健忘、体虚多汗。人参不可滥用，体质壮实的人，如果误用或多用，往往会导致闭气，出现胸闷腹胀等症状。

挑选与保存

挑选：要选择参根较大、参形完整、有光泽的产品。不要选择抽沟严重、坚而不实的人参产品。

保存：已经干透的人参，可以用塑料袋密封好，放置在阴凉处保存。

人参鹌鹑汤

功效： 养心润肺、安神

此汤具有强身健体、健脾益肺、宁心益智、养血生津的功效，适宜心气虚衰、身虚体弱、咳嗽哮喘、失眠多梦、神经衰弱者饮服。

原料

人参 10 克

桂圆 10 克

莲子 15 克

鹌鹑 2 只

生姜适量

盐适量

· 鹌鹑去毛、去内脏，洗净，用开水汆 3 分钟，去血水，捞出洗净。

· 人参、桂圆分别洗净；莲子用温水浸泡 1 小时；生姜洗净，切片。

· 鹌鹑、人参、桂圆、莲子和姜片放入砂锅中，加入适量清水，大火煮沸转小火煲 2 小时，加盐调味即可。

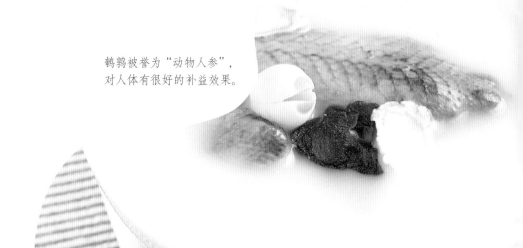

鹌鹑被誉为"动物人参"，对人体有很好的补益效果。

人参红枣乌鸡汤

功效： 安神益智、益气补血

人参具有补气的作用；乌鸡可以补血；红枣有安神、补脾胃、辅助降血脂的效果。此汤可以大补元气、补脾胃、安心神、益心智。

- 乌鸡去毛、去内脏，洗净，斩件，用开水氽3分钟，去血水，捞出洗净。

- 人参洗净；红枣洗净，去核；生姜洗净，切片。

- 乌鸡、人参、红枣和姜片放入砂锅中，加入适量清水，大火煮沸转小火煲2小时，加白胡椒粉和盐调味，再撒上黑芝麻即可。

原料

人参 10 克

乌鸡 1 只

红枣 6 颗

生姜适量

白胡椒粉适量

盐适量

黑芝麻适量

乌鸡适宜肝肾不足、气血亏虚者食用。

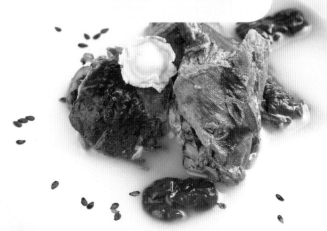

枸杞子

养阴润燥

本草档案

- **别名：** 枸棘
- **性味：** 性平，味甘
- **归经：** 入肝经、肾经
- **功效：** 补益精气

主五内邪气，热中消渴，周痹风湿。久服坚筋骨，轻身不老，耐寒暑。

——《本草纲目》

食材简介

枸杞子是药食同源的营养保健型蔬果和名贵中药。它可以加工成各种食品、饮料、保健酒、保健品等，人们在煲汤或者煮粥的时候也会经常加入枸杞子。

【释名】枸櫞，别录作枸忌。[时珍曰]枸、杞二树名。此物棘如枸之刺，茎如杞之条，故兼名之。

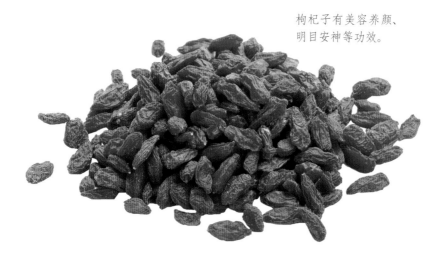

枸杞子有美容养颜、明目安神等功效。

食之有道

- 枸杞子不宜和过多的温热补品同服，以免引起上火。
- 湿热体质者不宜服用枸杞子。
- 身体有炎症者不宜服用枸杞子。

枸杞子中含有的多糖成分，可以帮助增强机体免疫细胞的活性，提高免疫力。枸杞子对于肝脏细胞还有保护作用，可以帮助修复损伤的肝细胞。但是枸杞子温热身体的效果强，热性体质的人食用容易上火，所以感冒发热者不宜食用。

挑选与保存

挑选: 优质的枸杞子会呈现出一种椭圆形的形状，两端比较小，中间略微被压扁，表面的颜色为暗红色，有不规则的皱褶而又有光泽。如果枸杞子蒂处的小点都是红色的，那么这种枸杞子很可能是染过色的，不建议购买。

保存: 应该在干燥通风的环境下储存，避免受潮。

枸杞子猪肝汤

原料： 枸杞子 10 克，猪肝 100 克，生姜适量，料酒适量，盐适量。

做法： 1.枸杞子洗净；生姜洗净，切丝。

2.猪肝洗净，切片，用料酒和姜丝先腌制 30 分钟。

3.在锅中加入适量清水，放入枸杞子，用大火煮沸，再放入腌制好的猪肝，待猪肝熟透，加盐调味即可。

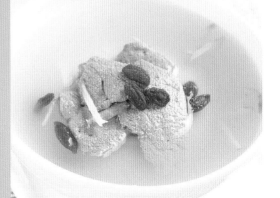

患有高血脂、肥胖症、冠心病的人忌食此汤。

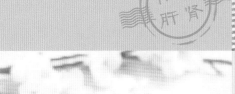

鸡肝具有补肝血、明目的功效，是滋补佳品。

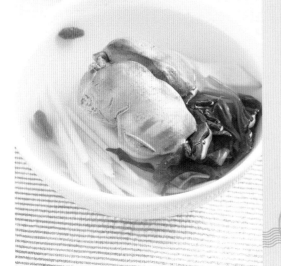

鸡肝枸杞子汤

原料： 鸡肝 40 克，冬笋 50 克，菠菜 50 克，枸杞子 5 克，生姜适量，料酒适量，盐适量。

做法： 1.鸡肝洗净，用开水汆 2 分钟，去血水，捞出洗净。

2.冬笋去皮，从中间切开，放入锅中用大火煮 10 分钟，捞出切丝；菠菜洗净，切段；生姜洗净，切片。

3.鸡肝、冬笋、枸杞子和姜片放入砂锅中，加入适量清水和料酒，大火煮沸转小火煲 1 小时；再放入菠菜煮熟，加盐调味即可。

胡萝卜枸杞子羊排汤

功效： 滋补肾精

· 羊排洗净，切块，用开水汆 5 分钟，去血水，捞出洗净。

· 胡萝卜洗净，切片。

· 枸杞子洗净；生姜洗净，切片。

· 羊排、枸杞子和姜片放入砂锅中，加入适量清水，大火煮沸转小火煲 2 小时；接着放入胡萝卜煮熟，加盐调味即可。

原料

羊排 300 克

枸杞子 15 克

胡萝卜 1 根

生姜适量

盐适量

此汤可以强身健体、补肾壮阳。

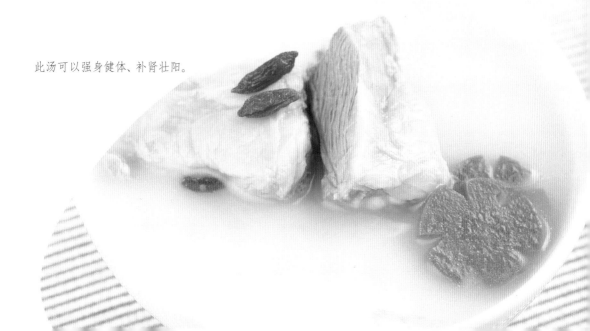

甘草

补益心气

本草档案

- 别名：蜜草
- 性味：性平，味甘，无毒
- 归经：入心经、肺经、脾经、胃经
- 功效：清热解毒

【释名】蜜甘。[弘景曰]此草最为众药之主，经方少有不用者，犹如香中有沉香也。

> 五脏六腑寒热邪气，坚筋骨，长肌肉，倍气力，金疮尰，解毒。久服轻身延年。
>
> ——《本草纲目》

食材简介

甘草是常用的大宗药材，药食兼用，位列诸中草药前列，是临床较常应用的中药材之一，有"国老"的称呼。在采集到新鲜的甘草时，如果剥皮入口嚼之，立刻能感到甜味，因此其被称为"甘草"。

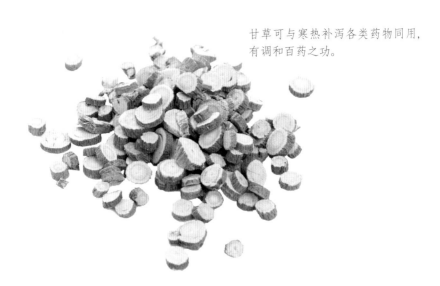

甘草可与寒热补泻各类药物同用，有调和百药之功。

食之有道

- 甘草与陈皮一起泡水喝有化痰理气的功效。
- 服用甘草需要注意使用的剂量，且不宜长期服用。

甘草能补脾胃不足、益中气，还可改善因寒热虚实引起的多种咳喘以及脘腹、四肢挛急疼痛。甘草药性和缓，与寒热补泻各类药物同用，能缓和药性或减轻毒副作用，而且对于药物或食物中毒，有一定的解毒作用。

挑选与保存

挑选：优质甘草通常呈现红棕色或灰棕色，形状圆柱形，质地坚实，切面有放射状纹理和菊花心，气味香甜，纯净度高无杂质。劣质甘草则可能颜色暗淡、形状不规则、质地松散、切面纹理不清晰，气味微弱或带有苦味，且含有较多杂质。

保存：应当晒干水分之后，放在干燥通风处保存。

茯苓五味子甘草汤

功效： 补肾滋阴

此汤有利水渗湿、益脾和胃、宁心安神的功效。

原 料

茯苓 12 克

五味子 10 克

甘草 5 克

· 茯苓、五味子、甘草分别洗净。

· 茯苓、五味子、甘草放入砂锅，加入适量清水，大火煮沸转小火煲 30 分钟即可。

此汤对口干舌燥、手足逆冷者大有益处。

川芎葛根甘草汤

功效： 益气活血、通络止痛

此汤中的川芎有活血行气、祛风止痛、疏肝解郁的功效，可以用于缓解颈椎转动疼痛症。但川芎活血且性温，阴虚火旺者不宜饮用。

· 所有材料分别洗净。

· 葛根、白芍、羌活、川芎和甘草放入砂锅中，加入适量清水，大火煮沸转小火煲 1 小时，取汤即可。

原料
葛根 50 克
白芍 30 克
羌活 15 克
川芎 15 克
甘草 6 克

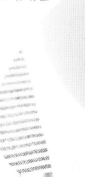

葛根富含多种对人体有益的微量元素。

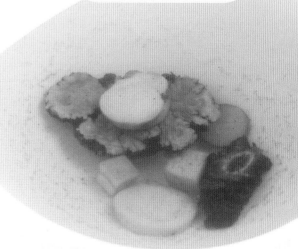

陈皮

理气健脾

本草档案

- **别名：** 橘皮
- **性味：** 性温，味苦、辛
- **归经：** 入肺经、脾经
- **功效：** 化痰止咳、健脾胃

【释名】红皮。[弘景曰] 橘皮疗气大胜。以东橘为好，西江者不如，须陈久者为良。

> 胸中瘕热逆气，利水谷。久服去臭，下气通神。
>
> ——《本草纲目》

食材简介

陈皮是橘子的果皮经干燥处理后而制成的干性果皮。这种果皮在保持干燥的条件下，可长久放置储藏。如果是冬柑的皮晒制而成的，外表会呈现深褐色，而且皮瓤薄容易折断，同时还伴有清香味。陈皮果皮常剥成数瓣，基部相连或呈不规则碎片。

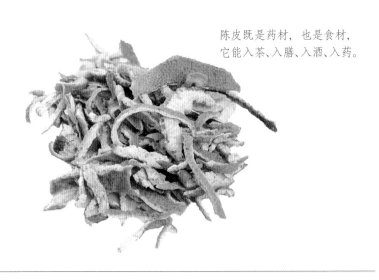

陈皮既是药材，也是食材，它能入茶、入膳、入酒、入药。

食之有道

- 胃酸较多者不宜食用陈皮。
- 长期用陈皮泡水喝，易伤阴耗气，出现阴液不足的情况，从而导致面色潮红、口干舌燥、盗汗、失眠多梦等症状。

陈皮辛散通温，长于理气，能入脾肺，既能行散肺气壅遏，又能行气宽中，适用于肺气壅滞、胸膈痞满及脾胃气滞、脘腹胀满等症状；还可以健脾开胃，改善脾胃虚弱、食欲不振、消化不良等症状。

挑选与保存

挑选：软的陈皮含有大量果糖和水分，容易受潮，质量较次。保存年份长的陈皮，手感会相对硬许多，容易碎裂。如果陈皮的内表面颜色呈雪白色、黄白色，而外表面呈鲜红色、暗红色，往往年份较短；如果陈皮的内表面颜色呈古红色、棕红色，而外表面呈棕褐色、黑色，且带有油光，就是优质的陈皮。

保存：陈皮应该放在密封的瓶子里保存，避免受潮导致发霉。

榛子仁陈皮汤

功效： 健脾开胃、益气

陈皮具有燥湿化痰的功效，榛子可以养肝益肾。此汤可健脾益气，
适用于小儿脾胃虚弱、食欲不振、厌食等症。

原料

榛子仁 30 克

陈皮 9 克

白糖适量

· 榛子仁洗净；陈皮用温水浸泡 5 分钟，除去果
皮瓤，洗净，切条。

· 榛子仁和陈皮放入砂锅中，加入适量清水，大
火煮沸转小火煲 30 分钟，加白糖调味即可。

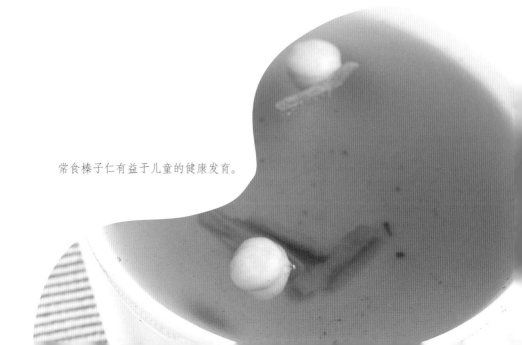

常食榛子仁有益于儿童的健康发育。

陈皮木香瘦肉汤

功效： 疏肝健脾、软坚化瘀

陈皮具有发散的作用，可以温经通络、散寒化痰。木香能升能降，通理三焦之气，尤其善行胃肠之气而止痛。此汤有理气、化湿、开胃的功效。

· 陈皮、木香分别洗净。

· 猪瘦肉切块，用开水汆2分钟，去血水，捞出洗净。

· 猪瘦肉、陈皮、木香放入砂锅，加入适量清水，大火煮沸转小火煲1小时，加盐调味即可。

原料

陈皮7克

猪瘦肉300克

木香适量

盐适量

此汤具有理气、开郁、补虚的功效。

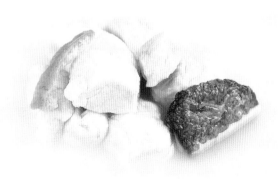

阿胶

滋阴润燥

本草档案

- **别名：**驴皮胶
- **性味：**性平，味甘
- **归经：**入肺经、肝经、肾经
- **功效：**补血滋阴

【释名】傅致胶。[弘景曰]出东阿，故名阿胶。

> 心腹内崩，劳极洒洒，如疟状，腰腹痛，四肢酸痛，女子下血，安胎。久服，轻身益气。
>
> ——《本草纲目》

食材简介

　　阿胶是驴皮煎煮浓缩后的固体动物胶，含有蛋白质、氨基酸、钙等多种营养成分，可改善血钙平衡，促进红细胞生成，被称为"圣药"，与人参、鹿茸并称"中药三宝"。

湿热重的人慎吃阿胶。

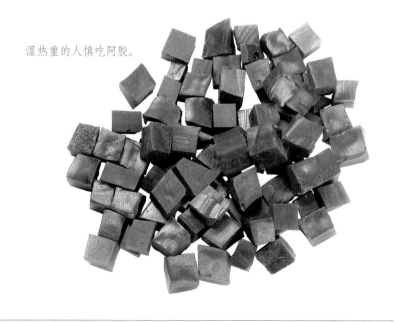

食之有道

- 女性服用时应避开月经期，产后服用阿胶的时间应该在恶露排完之后。
- 小孩因肠胃功能较弱，不建议吃阿胶。
- 脾胃虚弱、呕吐泄泻、咳嗽痰多者不宜食用。

阿胶有滋阴补血的功效，对妇女痛经、月经不调、崩中、胎漏等症有一定的改善调理作用，失血性休克及低血压患者食用阿胶会有很大的改善。阿胶还能增强机体免疫功能，促进钙吸收。

挑选与保存

挑选：要选择表面光滑闪光、透如琥珀、硬脆、不软化、微甜、大小厚薄均匀的。

保存：适合在阴凉干燥的地方保存。

阿胶牛肉汤

功效： 滋阴养血、温中健脾

此汤可益气血、强筋骨，适宜精神疲乏、头昏眼花、心悸少寐、面色萎黄者食用。

原料

阿胶 10 克

牛肉 200 克

生姜适量

米酒适量

盐适量

· 牛肉切块，用开水汆3分钟，去血水，捞出洗净；生姜洗净，切片。

· 牛肉和姜片放入砂锅中，加适量清水和米酒，大火煮沸转小火煲2小时；放入阿胶，煮至阿胶溶化，再加盐调味即可。

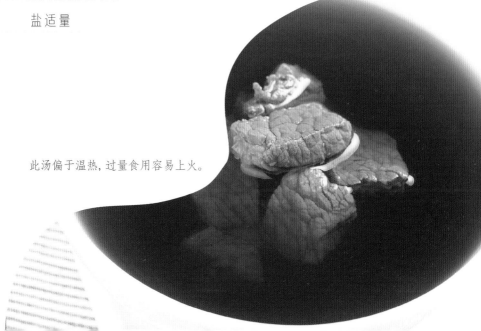

此汤偏于温热，过量食用容易上火。

阿胶花生红枣汤

功效： 健脾补血、养阴益胃

此汤能够养血安神、补中益气，脾虚体弱、气血不足者适当饮用此汤，会有很好的改善作用。

· 花生和桂圆分别洗净，沥干水分；红枣洗净，去核。

· 花生、桂圆和红枣放入砂锅中，加适量清水，大火煮沸转小火煲 1 小时；再放入阿胶，煮至阿胶溶化，加红糖调味即可。

原料

阿胶 9 克

花生 20 克

桂圆 5 克

红枣 6 颗

红糖适量

阿胶有活血的功效，月经期不宜食用。

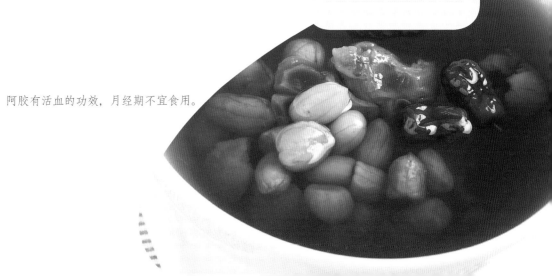

薄荷

疏散风热

本草档案

- 别名：蕃荷菜
- 性味：性凉，味辛
- 归经：入肺经、肝经
- 功效：疏肝解郁

清头目，除风热。利咽喉口齿诸病，治瘰疬疮疥，风瘙瘾疹。

——《本草纲目》

【释名】菝荷。[时珍曰]薄荷，俗称也。

食材简介

　　薄荷全株青气芳香，是一种芳香作物，也是常用的中药之一。薄荷药食同源，主要食用部位为茎和叶，可榨汁服用。在食用上，既可作为调味剂，又可作为香料，还可以泡酒、冲茶等。

薄荷放在房间中，可去除异味、驱除蚊虫。

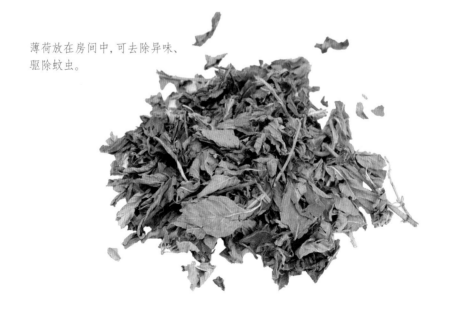

食之有道

- 薄荷性凉，孕妇不宜食用。
- 薄荷叶有抑制乳汁分泌的作用，所以哺乳中的妇女不宜多用。
- 薄荷有醒脑的功效，晚上不宜饮用过多，以免影响睡眠质量。

薄荷可以清热解暑，少量的薄荷能够兴奋中枢神经，使周围的毛细血管扩张而散热，并且能够促进汗液分泌，起到降温的作用。薄荷的茎叶有清热解暑、祛风消肿、利咽止痛的功效，适用于风热头痛、咽喉肿痛者。

挑选与保存

挑选：薄荷以叶多、色绿、气味浓香的为佳品，腐败变质、有异味的不宜选购。

保存：新鲜的薄荷叶可以在洗净控干水分后，用保鲜袋密封装好，放入冰箱冷藏保存。如果是晒干的薄荷叶应当放在阴凉干燥处储存。

薄荷豆腐汤

功效： 疏风散热、利咽消肿

薄荷有疏风散热、利咽喉的功效，豆腐可以清热解毒。
二者煮汤食用可以疏风解表。

原料

豆腐 100 克

薄荷适量

花生油适量

盐适量

· 薄荷用清水洗净；豆腐切块。

· 薄荷和豆腐放入砂锅中，加入适量清水，大火煮沸转小火煲 20 分钟，加盐调味，淋上花生油即可。

做汤时，可去除薄荷梗，只保留薄荷叶。

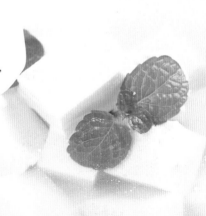

黄瓜薄荷汤

功效： 解渴消暑、清除口臭

黄瓜富含维生素，有助于润肤、抗衰老。
薄荷可以疏肝行气、清利头目。

· 黄瓜洗净，切丝；薄荷洗净，切碎。

· 黄瓜和薄荷放入砂锅中，加入适量清水，大
火煮10分钟，放凉后，加蜂蜜调味即可。

原料

黄瓜半根
薄荷适量
蜂蜜适量

黄瓜尾部含有较多对人体有益
的苦味素，烹饪时应予以保留。

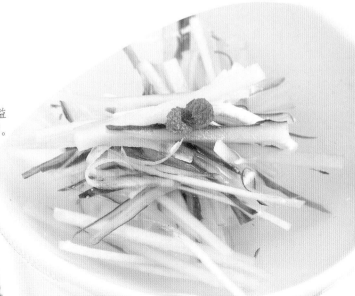

生姜

发表散寒

本草档案

- **别名**：姜根
- **性味**：性微温，味辛
- **归经**：入肺经、脾经、胃经
- **功效**：温中止呕

【释名】[时珍曰] 按许慎说文，姜作薑，云御湿之菜也。

> 归五脏，除风邪寒热，伤寒头痛鼻塞，咳逆上气，止呕吐，去痰下气。
>
> ——《本草纲目》

食材简介

　　生姜含有较多的挥发油，可以抑制人体对胆固醇的吸收，防止肝脏和血清胆固醇的蓄积。

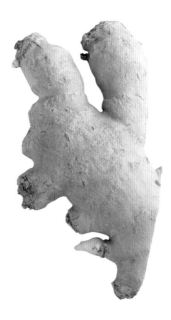

生姜有活血、祛寒、除湿、发汗等功效。

食之有道

- 生姜有散寒解表的作用，可用于风寒感冒，风热感冒者不要食用。
- 阴虚体质的常见症状为手脚心易发热、出汗，经常感到鼻干、皮肤干、口干、口渴，且经常心烦易怒，如果再食用辛温的生姜，容易加重阴虚的症状。
- 腐烂的生姜会产生有害物质，对人体危害很大，所以腐烂发霉的生姜一定不要食用。

生姜中的有益成分能促进消化液分泌和胃肠蠕动，增进食欲。将生姜片贴在肚脐上，或放在鼻子旁边嗅闻，对晕车有一定的缓解作用。生姜也可用于预防感冒。

挑选与保存

挑选：修整干净、不带泥土、无腐烂、无蔫萎、无虫伤的是优质生姜。外表微黄、显得非常白嫩、表皮脱落的生姜可能是被硫黄熏烤过的，不建议购买。

保存：在阴凉干燥处存放。

羊腿当归生姜汤

功效： 暖身活血、疏通血脉

羊肉含有丰富的蛋白质，能养肝补虚。当归可以补血调经、活血行滞，
能增强羊肉补虚温肝之力。此汤有益气补血、温中祛寒的作用，
适合阳虚、血虚体质者食用。

原料

羊腿 500 克

当归 10 克

生姜适量

料酒适量

盐适量

· 将羊腿洗净，切大块，用开水氽 3 分钟，去血水，捞出洗净；生姜洗净，切片；当归洗净。

· 羊腿、当归和姜片放入砂锅中，添加适量清水和料酒，大火煮沸转小火煲 3 小时，加盐调味即可。

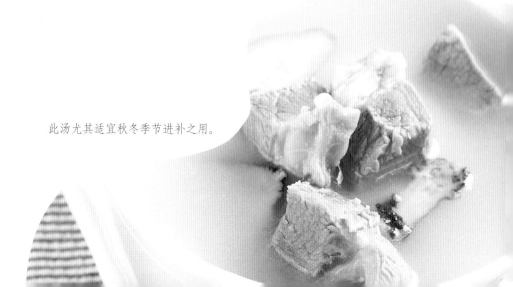

此汤尤其适宜秋冬季节进补之用。

红糖姜汤

功效： 解表发汗

红糖能活血和化瘀，生姜可以温中止呕、解表散寒。此汤非常适合体质虚寒、脾胃虚寒者服用。

· 生姜洗净，切丝；姜丝放入砂锅中，加入适量清水。

· 大火煮沸转小火煲 10 分钟，加红糖调味即可。

原料

生姜适量

红糖适量

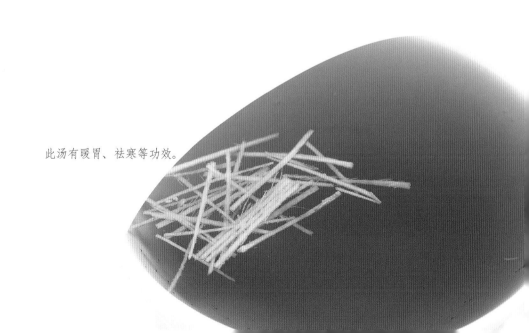

此汤有暖胃、祛寒等功效。

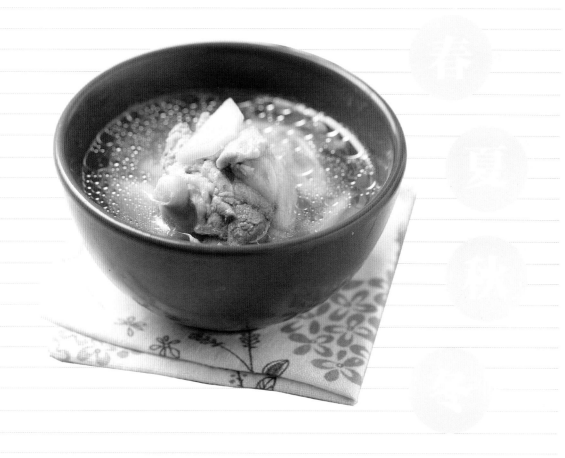

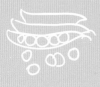

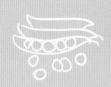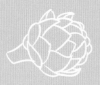

第三章
四季养生汤，顺四时而适寒暑

《黄帝内经》记载："故智者之养生也，必顺四时而适寒暑，和喜怒而安居处，节阴阳而调刚柔，如是则僻邪不至，长生久视。"这指的是养生要顺应四季变化，饮食上也应如此，根据四时变化调整煲汤的材料才能发挥汤品养生的价值。春天疏肝理气、夏天清心解暑、秋天滋阴润燥、冬天滋阴补肾，季节不同，适合的汤品亦不同。

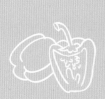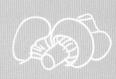

春——疏肝理气、平补升阳

菊花雪梨汤

原料: 雪梨1个,菊花5朵,冰糖适量。

做法: 1.雪梨洗净,去皮,切块;菊花洗净。

2.锅中加水,把雪梨和菊花、冰糖一起放入,大火烧开后转小火煮15分钟,盛出晾至微温即可食用。

将梨煮着吃,可将其去燥润肺的功效完全发挥出来。

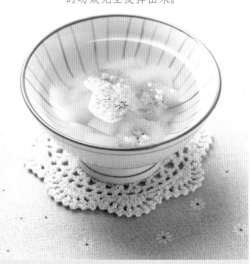

此汤有促进消化等功效。

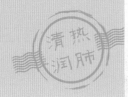

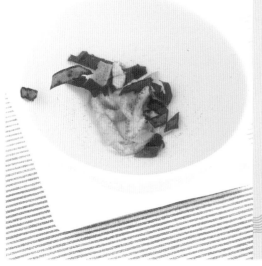

枇杷陈皮汤

原料: 枇杷6克,陈皮10克,蜂蜜适量。

做法: 1.枇杷洗净;陈皮洗净,泡软后撕成条。

2.将枇杷和陈皮放入砂锅中,加适量水,大火煮沸后转小火煲15分钟,待汤晾至微温,加蜂蜜调味即可。

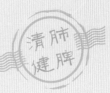

枸杞子雪梨酒酿汤

原料： 雪梨1个，枸杞子5克，白糖适量，淀粉适量，酒酿适量。

做法： 1.将雪梨去皮切块，枸杞子洗净。

2.锅中加适量水，放入雪梨、枸杞子、酒酿和白糖搅拌均匀，大火烧开后加入水淀粉，搅拌至汤浓稠即可。

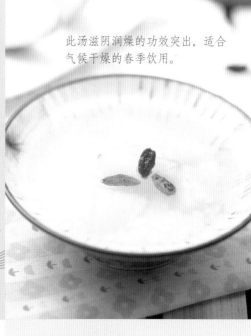

此汤滋阴润燥的功效突出，适合气候干燥的春季饮用。

山药鸡汤

原料： 鸡腿1个，山药200克，枸杞子8克，胡萝卜1根，盐适量。

做法： 1.鸡腿洗净，放入沸水中汆烫，去血水，捞出洗净。

2.山药去皮，洗净，切片；胡萝卜洗净，切片；枸杞子在水中浸泡。

3.锅内放入鸡腿、胡萝卜片和适量水煮一会儿，再放入山药片同煮，待全部食材煮熟后放入枸杞子稍煮，加盐调味即可。

山药具有助五脏、强筋骨的功效，为病后康复食补佳品。

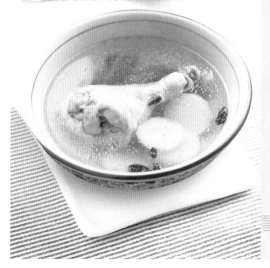

红枣胡萝卜猪肝汤

功效： 养肝明目、活血益气

猪肝营养丰富，煮汤更利于铁元素的吸收，搭配红枣和胡萝卜炖一炖，具有补益肝肾、活血益气的功效，能够让人气色红润，皮肤更有光泽。

原料

猪肝 100 克

红枣 2 颗

胡萝卜 1 根

生姜适量

盐适量

料酒适量

· 红枣洗净，去核；胡萝卜洗净，切块；生姜洗净，切片。

· 猪肝洗净，切片，用料酒和部分姜片腌制 30 分钟。

· 在锅中加入适量清水，放入红枣、胡萝卜和姜片，用大火煮沸，再放入腌制好的猪肝，待猪肝熟透，加盐调味即可。

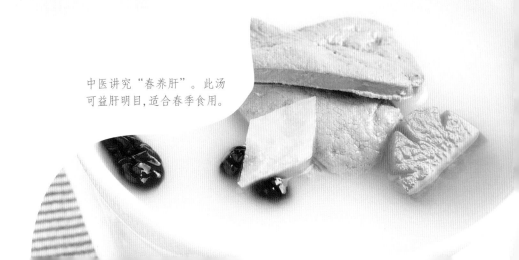

中医讲究"春养肝"。此汤可益肝明目，适合春季食用。

菊花猪肝汤

功效： 养血健脾、清肝明目

菊花具有疏风清热、明目解毒的功效，猪肝可养肝明目。将猪肝和菊花一起煮汤食用，汤品清凉不上火，滋补功效更佳，适合春季服用。

- 生姜洗净，切片；菊花、枸杞子分别洗净。

- 猪肝洗净，切片，用料酒和姜片腌制 30 分钟。

- 在锅中加入适量清水，放入枸杞子和菊花，用大火煮沸；再放入腌制好的猪肝，待猪肝熟透，加盐调味即可。

原料

猪肝 200 克

枸杞子 10 克

菊花 5 朵

生姜适量

料酒适量

盐适量

用面粉混合猪肝清洗，可以去腥味。

夏——清心解暑、化湿健脾

银耳莲子绿豆汤

原料： 银耳 10 克，莲子 10 克，枸杞子 5 克，绿豆适量，冰糖适量。

做法： 1.绿豆洗净；银耳泡软去蒂，撕成小片；莲子去心泡 30 分钟。
2.将上述食材放入锅中，加适量水，熬煮 2 小时，加入枸杞子、冰糖拌匀即可。

绿豆性属寒凉，脾胃虚寒、易泻者不宜食用。

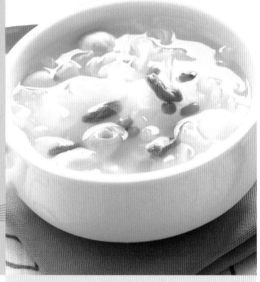

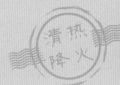

樱桃桂圆甜汤

原料： 樱桃 30 克，桂圆 30 克，枸杞子 10 克，香菜叶 5 克，白糖适量。

做法： 1.樱桃、枸杞子、桂圆分别洗净。
2.将樱桃、桂圆和枸杞子一同放入锅内，加水煎煮 20 分钟，最后加白糖调味，撒上香菜叶即可。

樱桃性温热，热性病及虚热咳嗽者忌食。

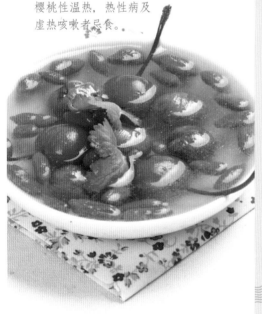

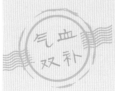

鱼腥草莴笋汤

原料： 鱼腥草15克，莴笋100克，盐适量。

做法： 1.鱼腥草洗净，用开水烫1分钟备用；莴笋去皮洗净，切丝。
2.将鱼腥草和莴笋丝一同放入砂锅中，加入适量水，大火煮沸后转小火煲10分钟，加盐调味即可。

此汤有止咳化痰、利尿通淋的功效。

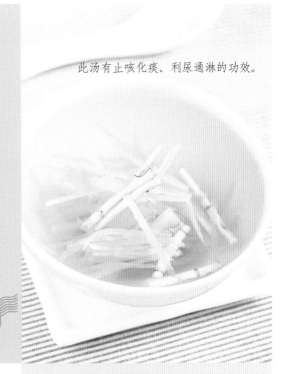

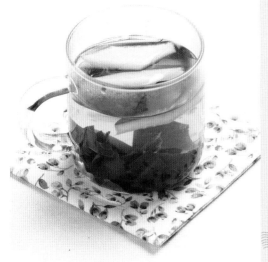

西瓜皮作为一种药食同源的食材，具有很好的清热解暑功效。

西瓜皮荷叶饮

原料： 西瓜皮50克，干荷叶10克，冰糖适量。

做法： 1.西瓜皮切成方片；干荷叶撕成小片。
2.将干荷叶、西瓜皮、冰糖、水全部放入锅中，大火煮开后转小火煮6分钟，最后关火闷2分钟即可。

秋——滋阴润燥、补养肺气

金樱子鲫鱼汤

原料： 金樱子 10 克，鲫鱼 1 条，盐适量，料酒适量。

做法： 1. 金樱子和鲫鱼分别处理干净入锅。

2. 放入料酒，加入适量水，大火煮沸后转小火煮 15 分钟，出锅前放盐调味即可。

有实火、邪热者忌饮此汤。

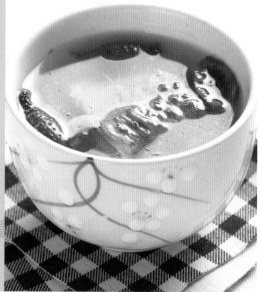

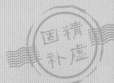

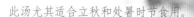

此汤尤其适合立秋和处暑时节食用。

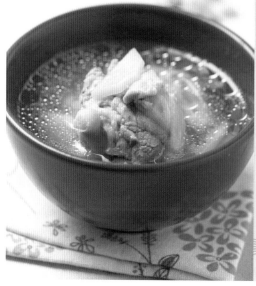

玉竹老鸭汤

原料： 玉竹 12 克，老鸭 1 只，生姜适量，料酒适量，盐适量。

做法： 1. 玉竹洗净，浸泡 30 分钟，沥干备用；老鸭洗净，斩成块；生姜洗净，切片。

2. 锅中放入老鸭、玉竹、料酒和姜片，加入适量水，大火煮沸后转小火煮 15 分钟，放盐调味即可。

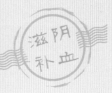

黄芪泥鳅汤

原料： 泥鳅 200 克，猪瘦肉 100 克，黄芪 15 克，红枣 6 颗，生姜适量，花生油适量，盐适量。

做法： 1.泥鳅用盐去黏液，去内脏，余水洗净，沥干水分，用花生油煎至两面微黄。

2.猪瘦肉切块，余水洗净；红枣洗净去核；黄芪洗净；生姜洗净，切片。

3.将除盐外的所有食材放入锅中，加入适量水，大火煮沸后转小火煲1小时，加盐调味即可。

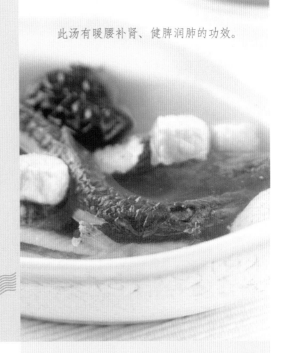

此汤有暖腰补肾、健脾润肺的功效。

养气
补血

女性如果产后体质虚弱或乳汁缺乏，适宜饮用此汤。

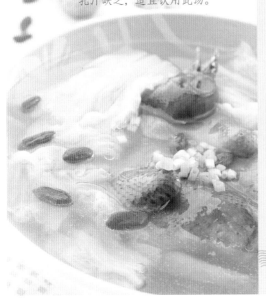

老母鸡白菜汤

原料： 白菜 30 克，枸杞子 7 克，老母鸡 1 只，生姜适量，葱适量，盐适量，料酒适量。

做法： 1.白菜洗净，切成片；葱切成葱段和葱花；生姜洗净，切片；老母鸡处理干净，余水捞出冲洗干净。

2.将老母鸡放入锅中，放入姜片、葱段，加水，大火烧开后改小火，鸡肉炖烂时放入白菜、枸杞子略煮，再放入盐、料酒，最后拣出姜片、葱段，装入大汤碗内，撒上葱花即可。

补虚
扶正

冬——滋阴补肾、祛寒护阳

红枣当归乌鸡汤

原料: 当归10克,乌鸡1只,红枣2颗,生姜适量,盐适量。

做法: 1.乌鸡清理内脏后洗净,斩块,入开水锅中汆烫,去除血水后再清洗干净;当归洗净;红枣洗净去核;生姜切片。

2.把上述食材放入锅中,加入适量水,大火烧沸后转小火慢炖,炖至乌鸡熟烂,加盐调味即可。

适宜身体亏虚之人食用。

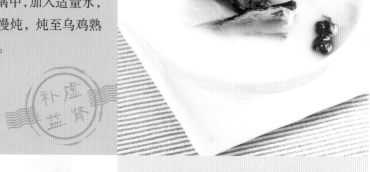

补虚
益肾

寒冬时节,如不喜喝羊肉汤,可换成鸡汤,暖胃又滋补。

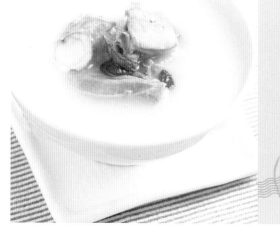

人参枸杞子土鸡汤

原料: 人参10克,枸杞子5克,土鸡1只,生姜适量,料酒适量,盐适量。

做法: 1.生姜切片;土鸡剁成小块洗净,汆水,洗净杂质;人参洗净。

2.取砂锅放入鸡肉、姜片、人参,然后加水盖过鸡肉,加适量料酒,大火煮开后,转小火炖煮1小时,再加入枸杞子煮半小时,最后加盐调味即可。

补脾
益肾

红枣花生猪蹄汤

功效： 滋补肾精

- 猪蹄洗净剁块；花生和红枣洗净，放入冷水中浸泡 1 小时备用；生姜洗净切片。

- 猪蹄块放入滚水中汆烫 1 分钟，捞出洗净。

- 将猪蹄块、姜片、花生、红枣、泡花生的水、料酒、米醋和盐依次放入锅中，再加入适量水，小火炖至熟烂即可。

原料

花生 50 克

猪蹄 1 只

红枣 6 颗

生姜适量

米醋适量

料酒适量

盐适量

猪蹄含有丰富的胶原蛋白，适合女性特别是产后缺乳者食用。

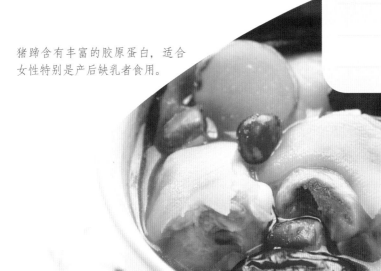

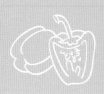
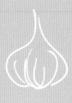

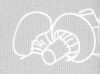

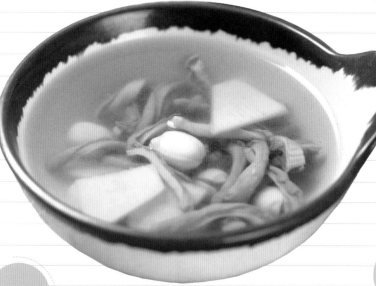

平和质

气虚质

阳虚质

阴虚质

痰湿质

湿热质

血瘀质

气郁质

特禀质

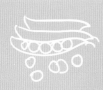
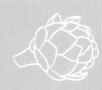

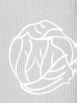

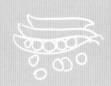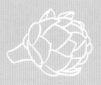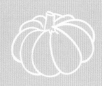

第四章
辨清体质喝对养生汤

人的体质类型一般可分为 9 种，从体质来说，喝汤要因人而异，应有针对性。不同体质的人群，饮用不同的汤品更为合理。汤中的食材如药材一样，也有四气五味，选择适合体质的汤品，可以调和阴阳气血的平衡，达到养身健体的目的。

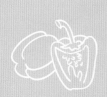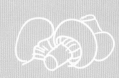

平和体质如何补

无花果香菇汤

功效: 健脑补心、养血安神

无花果香菇汤味道甘甜、鲜美,有健脾养胃、健脑补心的功效,适合平和体质者服用。

原料

无花果 50 克

香菇 50 克

生姜适量

大蒜适量

盐适量

· 无花果洗净,稍浸泡;香菇洗净,切片。

· 生姜洗净,切片;大蒜去皮,切片。

· 无花果、香菇、姜片和大蒜片放入砂锅中,加入适量清水,大火煮沸转小火煲30分钟,加盐调味即可。

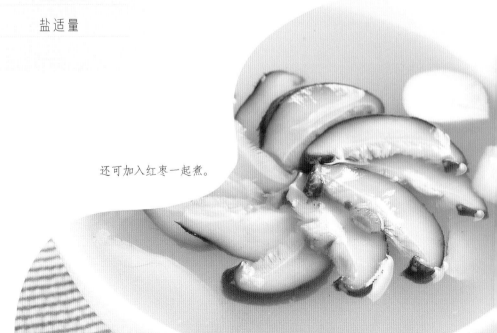

还可加入红枣一起煮。

花生木瓜鸡脚汤

功效： 提神解疲、美容养颜

木瓜熟食，健脾益胃、润肤养颜的功效更佳。花生木瓜鸡脚汤制作简单，味美鲜香，是一道适合全家老少润燥的靓汤。

- 木瓜洗净，去皮、去子，切块。

- 花生洗净；生姜洗净，切片。

- 鸡脚洗净，去皮去甲，用刀背敲裂。

- 木瓜、花生、鸡脚和姜片放入砂锅中，加入适量清水，大火煮沸转小火煲 1.5 小时，加盐调味即可。

原料

花生 30 克

木瓜 1 个

鸡脚 3 只

生姜适量

盐适量

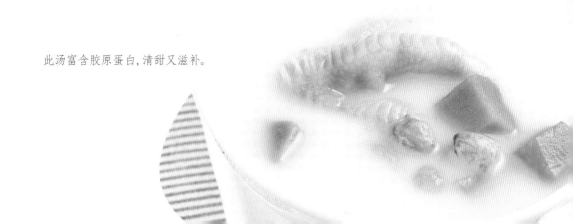

此汤富含胶原蛋白，清甜又滋补。

气虚体质如何补

紫菜虾米蛋花汤

原料： 紫菜10克，虾米10克，鸡蛋1个，葱适量，香油适量，盐适量。

做法： 1.紫菜撕碎；鸡蛋打入碗内，搅匀。

2.虾米洗净，沥干水分；葱洗净，切碎。

3.锅中放入虾米，加入适量的水煮沸，淋入鸡蛋液，再次煮沸，加紫菜、葱花和盐，最后淋上香油即可。

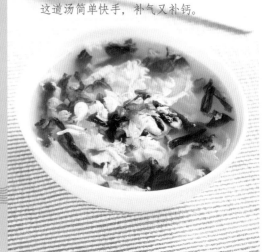

这道汤简单快手，补气又补钙。

开胃
补肾

还可加入黄芪、山药等，补气效果更好。

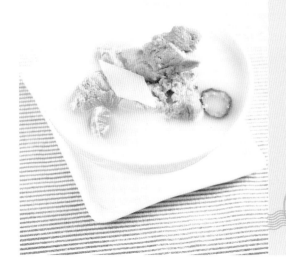

山楂柑橘脊骨汤

原料： 山楂30克，猪脊骨500克，柑橘1个，生姜适量，料酒适量，盐适量。

做法： 1.山楂洗净，用温水泡1小时。

2.柑橘去皮；猪脊骨斩件，用开水氽3分钟，去血水，捞出洗净；生姜洗净，切片。

3.山楂、柑橘、猪脊骨和姜片放入砂锅中，加入适量清水和料酒，大火煮沸转小火煲2小时，加盐调味即可。

消积
补虚

气郁体质如何补

百合莲子猪心汤

原料: 百合 10 克, 莲子 15 克, 猪心 1 个, 盐适量。

做法: 1.莲子用温水浸泡 1 小时; 百合用清水洗净, 掰小片。

2.猪心切片, 用开水汆 3 分钟, 去血水, 捞出洗净。

3.猪心和莲子放入砂锅中, 加适量清水, 大火煮沸转小火煲 1 小时; 接着加入百合, 再煮 30 分钟, 加盐调味即可。

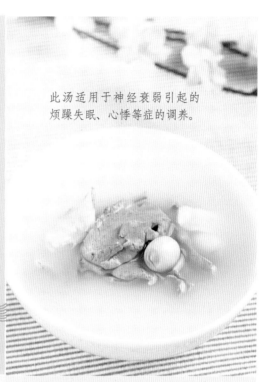

此汤适用于神经衰弱引起的烦躁失眠、心悸等症的调养。

此汤适用于视力减退、大便涩滞者食用。

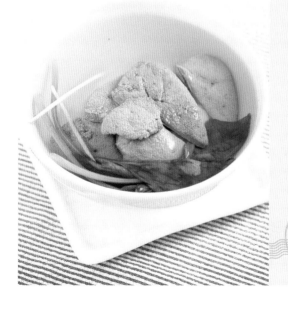

菠菜猪肝汤

原料: 猪肝 100 克, 菠菜 150 克, 料酒适量, 生姜适量, 葱适量, 盐适量。

做法: 1.姜洗净, 切片; 葱洗净, 切丝。

2.猪肝洗净, 切片, 加姜片、葱丝和料酒腌制 30 分钟。

3.菠菜洗净, 用开水焯 1 分钟, 捞出备用。

4.锅中加入适量清水煮沸, 放入腌制好的猪肝, 再次煮沸; 再放入菠菜煮熟, 加盐调味即可。

阴虚体质如何补

西洋参脊髓汤

原料： 西洋参3克，枸杞子10克，桂圆10克，猪脊髓100克，盐适量。

做法： 1.西洋参、枸杞子和桂圆洗净备用。

2.猪脊髓洗净，切段，用开水汆3分钟，捞出洗净。

3.西洋参、枸杞子、桂圆和猪脊髓放入砂锅，加入适量清水，大火煮沸转小火煲2小时，加盐调味即可。

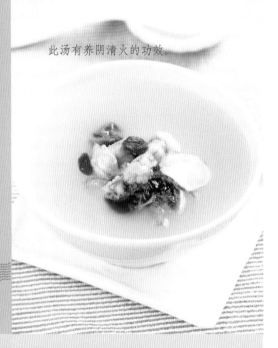

此汤有养阴清火的功效。

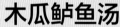
补气养阴

此汤有健脾开胃、补虚益气等功效。

木瓜鲈鱼汤

原料： 火腿50克，鲈鱼1条，木瓜1个，生姜适量，花生油适量，盐适量。

做法： 1.鲈鱼去鳞、去内脏、去鳃，洗净，切块。

2.木瓜去皮、去子，洗净，切块。

3.火腿切片；生姜洗净，切片。

4.锅中加适量花生油烧热，放入姜片和鲈鱼；鲈鱼煎至两面金黄，加入适量清水，放入火腿和木瓜，大火煮沸转小火煲30分钟，加盐调味即可。

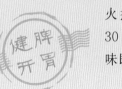
健脾开胃

阳虚体质如何补

牛蒡排骨汤

原料: 排骨 500 克，牛蒡 1 根，生姜适量，盐适量。

做法: 1.牛蒡洗净，去皮，切段；排骨洗净，切块，用开水氽 5 分钟，去血水，捞出洗净；生姜洗净，切片。
2.牛蒡、排骨和姜片放入砂锅中，加入适量清水，大火煮沸转小火煲 2 小时，加盐调味即可。

气虚便溏者不宜饮用此汤。

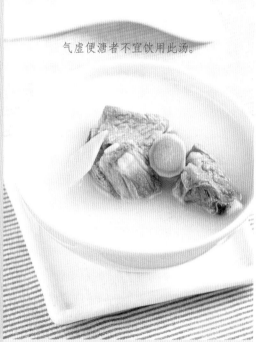

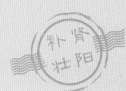
补肾壮阳

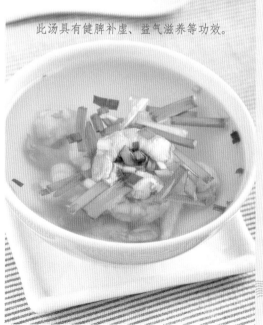

此汤具有健脾补虚、益气滋养等功效。

韭菜虾仁汤

原料: 韭菜 50 克，虾 8 只，料酒适量，淀粉适量，盐适量。

做法: 1.韭菜择洗干净，切段；虾洗净，去壳、去虾线，加少许料酒、淀粉拌匀。
2.砂锅中加入适量清水，大火煮沸放入虾仁煮 10 分钟，加入韭菜，再次煮沸，加盐调味即可。

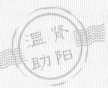
温肾助阳

湿热体质如何补

丹参黄豆排骨汤

原料： 丹参 10 克，黄豆 30 克，排骨 500 克，圆白菜 50 克，生姜适量，盐适量。

做法： 1.丹参洗净，用纱布包好。

2.黄豆提前用温水浸泡 2 小时。

3.排骨洗净，切块，用开水氽 5 分钟，去血水，捞出洗净。

4.圆白菜切丝，略微浸泡；生姜洗净，切片。

5.丹参、黄豆、排骨、圆白菜和姜片放入砂锅中，加入适量清水，大火煮沸转小火煲 2 小时，加盐调味即可。

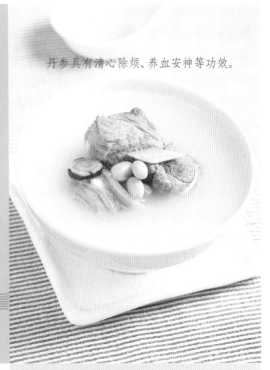

丹参具有清心除烦、养血安神等功效。

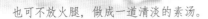
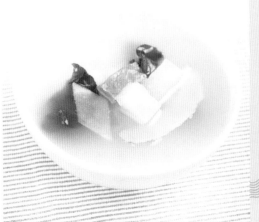

也可不放火腿，做成一道清淡的素汤。

玉竹冬瓜火腿汤

原料： 玉竹 15 克，火腿 50 克，冬瓜 250 克，木耳 10 克，生姜适量，盐适量。

做法： 1.玉竹洗净；火腿切片；冬瓜去皮，洗净，切片。

2.木耳洗净，撕小朵；生姜洗净，切片。

3.玉竹、火腿、冬瓜、木耳和姜片放入砂锅中，加入适量清水，大火煮沸转小火煲 30 分钟，加盐调味即可。

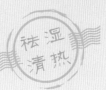

痰湿体质如何补

丝瓜红糖汤

原料：丝瓜50克，红糖适量。

做法：1.丝瓜洗净，去皮，切片。
2.丝瓜和红糖放入砂锅中，加入适量清水，大火煮沸转小火煲30分钟即可。

此汤具有清热化痰、通经活络的作用。

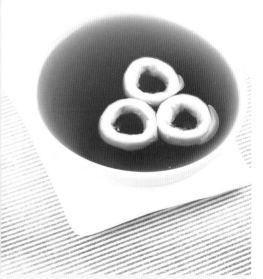

补血
调经

此汤具有开胃消食、升清降浊的作用。

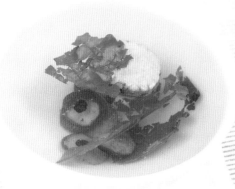

山楂荷叶泽泻汤

原料：山楂15克，荷叶12克，泽泻10克。

做法：1.山楂、荷叶、泽泻分别洗净，切碎。
2.山楂、荷叶和泽泻放入砂锅中，加入适量清水，大火煮沸转小火煲30分钟即可。

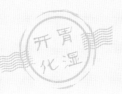
开胃
化湿

血瘀体质如何补

木耳猪血汤

原料： 猪血 100 克，木耳 20 克，生姜适量，香油适量，盐适量。

做法： 1.猪血洗净，切成小方块，用清水洗干净。

2.木耳洗净，撕小朵；生姜洗净，切片。

3.猪血和姜片放入砂锅中，加适量清水，大火煮沸转小火煲 30 分钟；再放入木耳煮熟，加盐调味，最后淋上香油即可。

滋阴养血

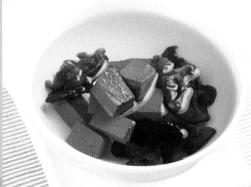

此汤不仅可补铁补血，还可清肠排毒。

马鞭草猪蹄汤

原料： 马鞭草 30 克，猪蹄 1 个，花生油适量，料酒适量，盐适量。

做法： 1.猪蹄刮净毛甲，破开，斩大块，用开水余 5 分钟，去血水，捞出洗净。

2.马鞭草洗净，装入纱袋。

3.锅中倒入花生油，烧至七成热，放入猪蹄、料酒，翻炒片刻，加入适量清水，大火煮沸；接着放入马鞭草，小火炖煮至猪蹄熟烂，去纱袋，加盐调味即可。

马鞭草可活血化瘀、利水消肿。

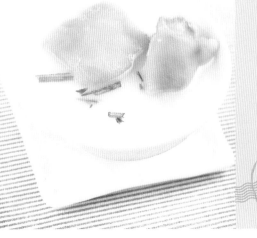

活血通经

特禀体质如何补

菠萝鸡肉汤

原料： 青椒 20 克，母鸡 1 只，菠萝适量，生姜适量，料酒适量，盐适量。

做法： 1.母鸡去毛、去内脏，斩件，用开水汆 3 分钟，去血水，捞出洗净。

2.菠萝切成小丁，用淡盐水浸泡 30 分钟；青椒洗净，去子、去蒂，切块；生姜洗净，切片。

3.鸡肉和姜片放入砂锅中，加入适量清水和料酒，大火煮沸转小火煲 2 小时；接着放入菠萝和青椒煮熟，加盐调味即可。

补益五脏

不宜放太多盐，以免影响口感。

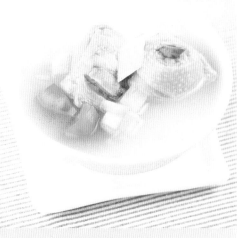

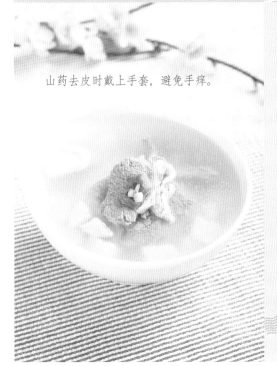

山药去皮时戴上手套，避免手痒。

山药羊肉汤

原料： 山药 50 克，羊肉 300 克，白胡椒粉适量，葱适量，生姜适量，料酒适量，盐适量。

做法： 1.羊肉切片，用开水汆 3 分钟，捞出洗净；山药洗净，去皮，切块；葱洗净，切段；生姜洗净，切片。

2.将羊肉、葱段和姜片放入砂锅中，加清水和料酒，大火煮沸转小火煲 2 小时；再加入山药煮 20 分钟，加盐和白胡椒粉调味即可。

益气养血

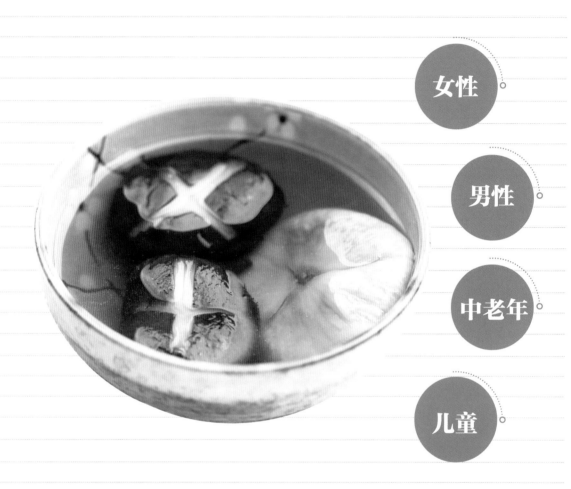

女性

男性

中老年

儿童

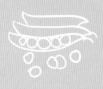

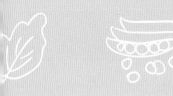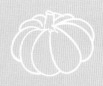

第五章
不同人群喝汤有讲究

　　女人多喝汤，可以美容养颜，变得更加漂亮。男人多喝汤，能够让身体更加强壮。中老年人多喝汤，可以增强体质、预防疾病。儿童多喝汤，身体更健康。本章针对不同人群介绍了专属的养生汤饮，不仅味道好喝，做法也十分简单，大家不妨试一试。

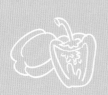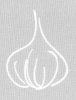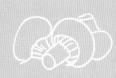

女性瘦身美容汤

荷叶山楂薏米饮

原料： 荷叶 10 克，山楂 10 克，薏米 40 克。

做法： 1.荷叶、山楂、薏米分别洗净。2.将荷叶、山楂、薏米和适量水放入破壁机中，开启"米糊"模式即可。

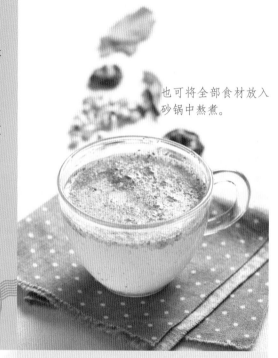

也可将全部食材放入砂锅中熬煮。

降脂化浊

白芷煲平鱼汤

原料： 白芷 10 克，鸡蛋 1 个，平鱼 1 条，生姜适量，白胡椒粉适量，淀粉适量，料酒适量，香油适量，盐适量。

做法： 1.鸡蛋取蛋清；平鱼处理干净切块，用蛋清、白胡椒粉、淀粉、料酒、盐抓匀腌制 30 分钟。2.白芷和姜片放入汤锅中，大火煮沸，接着放入平鱼煮熟，加盐调味，最后淋上香油即可。

鱼肉不仅高蛋白、低脂肪，且容易消化吸收，适合减肥人士食用。

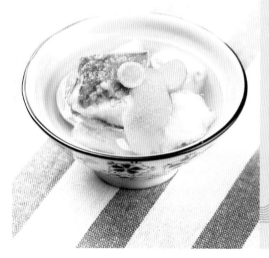

活血补虚

桂圆红枣杏仁汤

功效： 滋补肾精、平喘化痰

· 甜杏仁洗净，沥干水分；桂圆、枸杞子洗净；红枣洗净，去核。

· 甜杏仁、桂圆、红枣和枸杞子放入砂锅中，加入适量清水，大火煮沸转小火煲30分钟，加红糖调味即可。

原料

甜杏仁 10 克

桂圆 8 克

枸杞子 5 克

红枣 2 颗

红糖适量

此汤香甜甘爽，口感柔滑，既能美容养颜，又可暖肠胃。

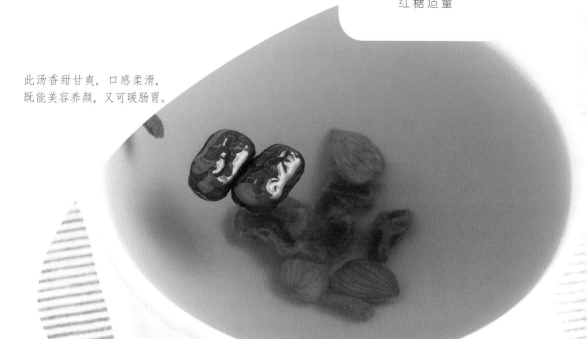

男性壮阳汤

鹿茸蛋花汤

功效： 壮元阳、益精髓

鹿茸有壮阳补肾的作用，对于腰膝酸软、手脚冰凉、怕冷、食欲不振等阳虚症状有较好的改善效果。鹿茸和鸡蛋一起煲汤能够起到强筋壮骨、生精益阳的作用。

原料

鹿茸 5 克

鸡蛋 1 个

红糖适量

· 鹿茸洗净；鸡蛋打入碗内，搅匀。

· 鹿茸放入砂锅中，加入适量清水煮沸，放入鸡蛋液，再次煮沸，加红糖调味即可。

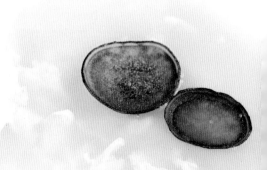

鹿茸属于珍贵补品，煲汤时放两三片即可，以免引起上火。

锁阳羊肉汤

功效： 补肾壮阳

此汤对于冬天手脚冰冷者、性功能障碍者以及体虚造成的大便燥结者，都有明显的改善作用。

- 锁阳洗净；生姜洗净，切片；羊肉切片，用开水汆 3 分钟，去血水，捞出洗净。
- 羊肉、锁阳和姜片放入砂锅中，加入适量水，大火煮沸转小火煲 2 小时，加盐调味，最后淋上香油即可。

原料

锁阳 15 克

羊肉 100 克

香油适量

生姜适量

盐适量

此汤可益精气、润五脏。

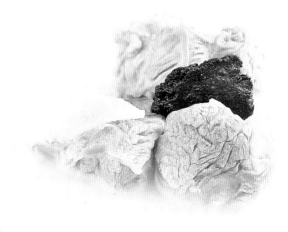

中老年养生汤

花胶茯苓鸡汤

原料： 老母鸡 1 只，花胶 15 克，茯苓 15 克，山药 20 克，枸杞子 6 克，红枣 2 颗，盐适量。

做法： 1. 花胶用冷水提前浸泡 12 小时，泡开后切小块。

2. 老母鸡处理干净，切块；山药洗净去皮，切块；枸杞子、茯苓和红枣洗净。

3. 锅中加水烧沸，放入鸡肉和花胶烫一下，再放入炖盅里，加入山药、枸杞子、茯苓和红枣，加适量水，慢炖 4 小时，炖至鸡肉熟烂，最后放盐调味即可。

补肾益精

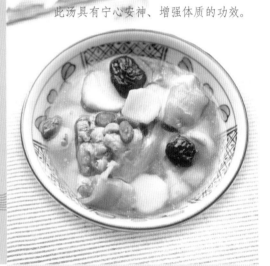

此汤具有宁心安神、增强体质的功效。

此汤具有益气调中、清心除烦的功效。

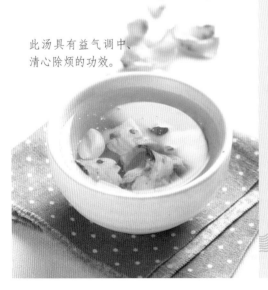

莲子百合瘦肉汤

原料： 莲子 50 克，百合 20 克，猪瘦肉 100 克，高汤 600 毫升，生姜适量，盐适量，淀粉适量，料酒适量。

做法： 1. 猪瘦肉切薄片，加淀粉、料酒抓匀腌制 15 分钟。

2. 百合洗净，掰成片；莲子去心泡发；生姜洗净，切片。

3. 砂锅中放入高汤、姜片、莲子，大火烧开后转小火煮到莲子变软，放入猪瘦肉，大火煮 10 分钟，加百合再煮 2 分钟，最后加盐调味即可。

养心安神

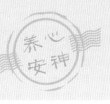

天麻鱼头汤

功效： 滋补肾精

· 将胖头鱼鱼头处理干净，在颈肉两边各划两刀，抹上盐和料酒腌制一会儿。

· 天麻和枸杞子用温水浸泡 10 分钟后洗净；生姜洗净，切片。

· 锅中放油烧热，放入姜片和鱼头，鱼头煎至两面金黄，加适量水，放入天麻和枸杞子，大火煮沸转小火煲 30 分钟，加盐调味即可。

原料

天麻 20 克

枸杞子 15 克

胖头鱼鱼头 1 个

生姜适量

料酒适量

花生油适量

盐适量

此汤有健脑、养肝、养肾的功效。

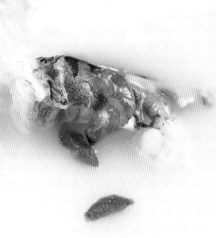

儿童成长营养汤

黄豆芝麻煲脊骨汤

功效： 强壮筋骨、健脾补虚

黄豆富含蛋白质，黑芝麻的补钙效果好。这道汤可以补充孩子
生长所必需的营养物质，有助于骨骼的生长发育。

原料

猪脊骨 300 克

黄豆 50 克

黑芝麻 6 克

生姜适量

盐适量

醋适量

· 将猪脊骨斩块，氽烫洗净；黄豆用温水泡 2 小时；黑芝麻炒香；生姜洗净，切片。

· 猪脊骨、黄豆和姜片放入砂锅中，加适量水，大火煮沸后转小火煲 2 小时，加盐和醋调味，最后撒上黑芝麻即可。

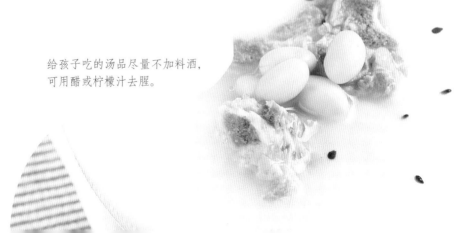

给孩子吃的汤品尽量不加料酒，
可用醋或柠檬汁去腥。

番茄蛋花汤

功效： 养心安神、健脑益智

此汤含有丰富的蛋白质、维生素、钙等营养物质，适量食用可以为机体补充所需的营养。

· 番茄用开水烫一下，去皮，切成滚刀块；鸡蛋打入碗内，搅匀；葱洗净，切小段。

· 番茄放入锅中，加入适量清水煮沸，放入鸡蛋液，再次煮沸，加葱段和盐，最后淋上香油即可。

原料

番茄 1 个

鸡蛋 1 个

葱适量

香油适量

盐适量

番茄可换成黄瓜、菠菜等食材，换着花样做，孩子更爱吃。

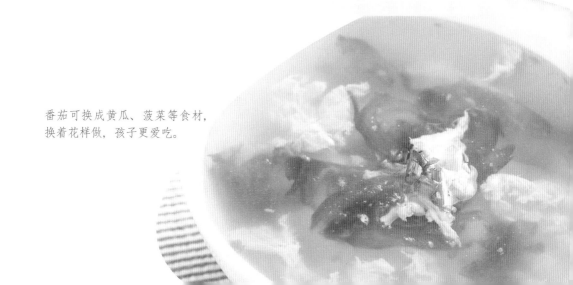

南瓜紫菜豆腐鸡蛋汤

功效： 健脑益智、补益强身

紫菜富含膳食纤维、多种维生素及钙、镁等营养元素，搭配南瓜、豆腐和鸡蛋做汤，味道鲜美，营养丰富，尤其是在寒冷的秋冬季节喝上一碗，祛寒又暖胃。

原料

紫菜 10 克

南瓜 50 克

豆腐 50 克

鸡蛋 1 个

葱适量

香油适量

盐适量

· 紫菜撕碎；豆腐切块；南瓜去皮、去子，切成小块。

· 鸡蛋打入碗内，搅匀；葱洗净，切段。

· 锅中放入适量的清水煮沸，放入豆腐、南瓜，再次煮沸，淋入鸡蛋液，加紫菜、葱段和盐，最后淋上香油即可。

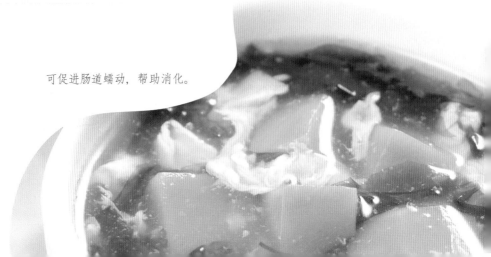

可促进肠道蠕动，帮助消化。